U0885181

「图说中医药文化」系列丛书

国家中医药管理局专题委托项目

典故里的中医药文化

李良松　主编

中国出版集团有限公司

世界图书出版公司
北京　广州　上海　西安

图书在版编目（CIP）数据

典故里的中医药文化 / 李良松主编. -- 北京：世界图书出版有限公司北京分公司，2024. 12. -- ISBN 978-7-5232-1532-6

Ⅰ. R2-05

中国国家版本馆 CIP 数据核字第 20249WB252 号

书　　名 典故里的中医药文化
DIANGU LI DE ZHONGYIYAO WENHUA

主　　编 李良松
总 策 划 吴　迪
选题策划 吴兰平
责任编辑 刘梦娜
特约编辑 韩　捷　付春艳

出版发行 世界图书出版有限公司北京分公司
地　　址 北京市东城区朝内大街 137 号
邮　　编 100010
电　　话 010-64033507（总编室）　0431-80787855　13894825720（售后）
网　　址 http://www.wpcbj.com.cn
邮　　箱 wpcbjst@vip.163.com
销　　售 新华书店及各大平台
印　　刷 长春市印尚印务有限公司
开　　本 787 mm×1092 mm　1/16
印　　张 17.5
字　　数 235 千字
版　　次 2024 年 12 月第 1 版
印　　次 2024 年 12 月第 1 次印刷
国际书号 ISBN 978-7-5232-1532-6
定　　价 108.00 元

“图说中医药文化”系列丛书编委会

丛书主编　李良松

丛书副主编　李蔓荻　郭洪涛　李雪菲

丛书编委（以姓氏笔画为序）

马友诚　王　丹　王　哲　朱姝源　孙瑞茜

李亚婧　杨　丽　谷　苗　张艺娆　张方欣

张凯强　姚梓筠　徐睿瑶　高　虹　郭永胜

廖贯延　薛慧民

《典故里的中医药文化》编委会

主　　编　李良松

副 主 编　徐睿瑶

编著人员　李良松　徐睿瑶　马友诚

张艺娆　张凯强

插　　画　李子丰

目录

序

上善若水弘大道

中医药学是中华文化的重要组成部分，是打开中华文明宝藏的钥匙。古往今来,中医药学为中华民族的繁衍昌盛作出了巨大贡献。当下，中医药文化的研究者们应当担负起时代责任和历史使命，正本清源，守正创新，厘清中医药文化的历史脉络，促进中医药事业的科学发展，推进中医药走向世界，为人类健康贡献中国力量。

作为中医药文化研究专家，李良松教授曾多次参加国家中医药文化项目的论证工作，对中医药文化的研究、传播与推广都有较为全面的了解。他承接了国家中医药管理局“中医药文化精神标识研究”特别委托项目，并在此基础上主持编写了“图说中医药文化”系列丛书，通过《图说中医药文化史》《诗说中医药文化》《典故里的中医药文化》三部著作，从不同视角来阐述中医药文化，史料翔实、文笔流畅、脉络清晰。同时该系列丛书引经据典、纵论古今、图文并茂，将博大精深的中医药文化历史长卷展现在世人面前，对中医药文化事业的传承与发展颇有助益。

事实上，中医药文化与中国传统文化有着密切的关系。一方面，中国传统文化是中医药文化传承几千年的思想基础，中医药文化在其理论与实践的各个方面，均大量吸收和借鉴了中国传统文化的内涵和内容，并渗透到藏象、治则、理法方药、临床各科疾病等各个领域。另一方面，中医药文化是中国传统文化的重要组成部分，在中国传统文化中占有极其重要的地位，并对中国传统文化的各个方面产生了重要影响。可以说，中医药文化与中国传统文化之间相互渗透、相互融合，大大丰富和发展了中国传统文化的内容和内涵。中医药文化在发展与传承过程中，受到了中华文明各个学派、流派的影响，最显著的特征主要体现在医与道、医与儒和医与易等多个层面上。

在医道相通方面，主要体现在中医药理与哲理相通。作为"道"学的中国哲学对中医药理论体系的建立和发展具有十分重要的影响。中医药是以中国古代哲学"形而上之道"指导临床"形而下之术"的，即所谓"医乃道之绪余"。代表中医药理论形成的《黄帝内经》，其基本思想即以"道"为主。一者认为道即宇宙自然清静之气；一者认为道即阴阳二气消长之理，为万物之本原，事物变化之根由。《黄帝内经》以太虚之气阴阳之道为基础，具体落实到天地日月四时，人体上下内外，脏腑经络气血，生理病理变化，以及药物气味、厚薄等内容，以此指导医生临床诊治、养生康复等所有实践。此外，医道相通还体现在医家与道家相通。无论是理论体系的构建，还是中医临床与养生实践，处处都体现出中医药学与道家的密切关系。《黄帝内经》中有大量的内容体现了道家的理论，它是中医药学的重要学术根底。

在医儒相通方面，形成了"医乃仁术"的伦理道德观。中医学的文化特征之所以突出，与儒医传统的形成有十分密切的关系。儒学在很大程度上代表了中国传统文化主流，所谓医儒相通，也可以说是医文相通，即医学与中国文化相通。儒医是推动中医学术发展的重要力量。儒医大多精通经典，熟悉传统文化内涵，他们能援儒入医，融会贯通，为中医理论赋予丰富的文化内涵，对提高中医理论水平起到了重要作用。儒家重传承、重流派、重积累，这也对中医药的理论发展、价值取向、传承教育产生了重要影响。

在医易相通方面，形成了医理与易理相互贯通的思想基础。唐代医家孙思邈曾说："不知易，不足以言大医。"作为传统文化源头的《周易》，其阴阳和合的思维方式和取象运数的思维方法对中医学理论体系的形成具有深刻的影响，后人将这种影响概括为医易相通。中医药学通过取象运数来阐述生命，强调从总体上、从运动过程中来把握对象的特质，与易学一脉相承。中医的藏象模型的认识论直接源于易之象数模型的认识论，而医又很好地实践了易之象数思维，所以说易对医影响深远。

综上所述，中医药文化植根于中华文明，汲取儒、释、道等中华优秀传统文化的核心价值理念并将其应用于医学实践，是我国传统文化的重要精神财富和物质形态。因此，讲好中医药文化历史故事，不仅是推进中医药保护、传承与利用的必然之措，更是弘扬中华优秀文化的必要之举，"图说中医药文化"系列丛书较好地完成了这项工作，这是令人十分欣慰的。

中医药文化，在数千年的发展历程中与其他优秀中华传统文化彼此交融促进。中医药学的科学性，使它成为世界文化界最科学的文明之一；中医药学的文化性，使它成为世界科学界最有文化的文明之一。这两种文明属性的叠加，造就了中医药学这枚在世界文明宝库中熠熠生辉数千年不衰的文化瑰宝。

将五千年中国传统文化中与中医药相关的历史和文化图文并茂地呈现出来，是这套系列丛书的鲜明特点，也是本系列丛书与中医学史的区别所在。《图说中医药文化史》纵横古史，《诗说中医药文化》文采飘逸，《典故里的中医药文化》妙趣横生，均是图说类中医药文化著作中的优秀作品，读之受益，品如醍醐。今略赘数言而为之序。

陈可冀

中国中医科学院首席专家　中国科学院院士

2024年1月于北京

序

文化润医正扬帆

中医药文化是对中华民族数千年与疾病抗争的实践经验的总结，是中华民族的瑰宝，不仅对中华民族的繁衍昌盛作出了卓越贡献，而且对世界健康事业发展也产生了积极影响。为了让更多的人认识和了解中医药文化，我校长期致力于中医药文化研究的国学院院长李良松教授主持编撰了“图说中医药文化”系列丛书。

“图说中医药文化”系列丛书包括《图说中医药文化史》《诗说中医药文化》《典故里的中医药文化》三本著作。该系列丛书以图文并茂的形式，详细生动地展示了中医药文化的发展历程。其内容既有严谨的医学理论，又有生动的历史故事；既有高深的医术技巧，又有实用的养生方法。《图说中医药文化史》从远古时期的原始医疗活动，到春秋战国时期的医家争鸣，再到唐宋时期的繁荣昌盛，以及明清以来中医药学蓬勃发展的现状，详细地介绍了中医药学的起源、发展、演变和创新。通过这些医史事件，我们可以更好地理解中医药文化的深厚历史底蕴和独特医疗魅力。《诗说中医药文化》以诗文相融的形式，表现传统古典诗歌中的医史医事。诗词和中医药文化紧密相连，诗中蕴医理，词中藉医趣，共同呈现了中华文化的瑰丽。通过对涉医古诗词的学习和欣赏，我们可以更好地了解中医药文化的人文价值。《典故里的中医药文化》集中整理了中医药相关的典故，这些典故脍炙人口，以生动的情节和形象的人物展示了中医药的历史、理论、技术、经验和文化内涵。

中医药文化源远流长，博大精深。它不仅包括了医学理论，还涵盖了哲学、生物、化学、天文、地理、气象等诸多领域。中医药文化是中华民族智慧的结晶，是中华民族文化的重要组成部分。它强调人与自然的和谐共生，强调整体观念和个体差异，倡导预防为主，主张治未病，这些都是我们现代社会亟须的健康理念。中医药文化的价值，不仅体现在医学领域，还渗透到文学、艺术、哲学等多个领域。历史上，许多中医药学家都是文学家、艺术家、哲学家，他们的作品和思想，为中医药文化的传承和发展提供了丰富的营养。同时，中医药文化也为其他学科的发展提供了有益的启示和借鉴。我们有责任也有义务去保护和传承中医药文化，让它在新的时代里焕发出新的生机和活力。

可以说，了解中医药文化，就是了解中华民族的历史和文化。相信通过阅读本系列丛书，读者能够进一步认识到中医不仅仅是一种医学，更是一种文化，一种哲学，一种生活方式。

北京中医药大学是我国中医药文化的传承创新之地，代表了海内外中医药文化研究的水平。李良松教授编写出版了我国第一部中医药文化研究专著，张其成教授主编了我国第一部中医药文化本科教材和研究生教材，北京中医药大学国学院建立了全国第一个中医药文化重点学科，也是全国第一家建立中医药文化博士点及博士后流动站的重点高校。在海内外中医药文化的研究与传播领域中，北京中医药大学起到引领与示范作用。“图说中医药文化”系列丛书是李良松教授主编的中医药文化力作，必将在海内外产生积极的影响。

最后，我们希望这套系列丛书能够成为读者认识和了解中医药文化的一扇窗口。通过阅读这套图书，读者不仅可以了解中医药发展的历史和文化，还能学到一些实用的中医治疗方法。我们相信，中医药文化一定会在未来的日子里，继续为人类的健康事业发挥更大的作用。

徐安龙

癸卯年孟冬

于北京中医药大学燕地湖畔

前言

格物致知仁者心

中医药文化源远流长、博大精深，为我们留下了丰富的文化传统和典籍文献，对中华民族的历史赓续与繁衍昌盛作出了巨大的贡献。早在 1990 年 5 月，我与郭洪涛先生共同编写出版了我国第一部中医文化专著《中国传统文化与医学》，并由此走上了长达 30 多年的中医药文化研究之路。2020 年 8 月，我承担了国家中医药管理局研究项目“中医药文化的精神标识研究”，并在此基础上组织编写“图说中医药文化”系列丛书，包括《图说中医药文化史》《诗说中医药文化》《典故里的中医药文化》三部著作。

精神标识是指铭刻在灵魂深处，烙印在文化本色，能够体现人文精神，反映品牌理念，规范道德准则，并得到广泛认可、高度凝练、具有思想高度的图文标记。中医药文化精神标识可分为图像标识和文字标识，并秉承历史传承、精神升华和群体共识三大原则。

中医药文化的精神标识主要体现为五大基本观念：第一是“道德观”，这一基本观念的指向是服务宗旨，就是“大医精诚，济世活人”；第二是“整体观”，这一基本观念的指向是核心理念，就是“天人合一，形与神俱”；第三是“思辨观”，这一基本观念的指向是诊断思维，就是“四诊合参，求因明机”；第四是“未病观”，这一基本观念的指向是预防关键，就是“正气存内，邪不可干”；第五是“中和观”，这一基本观念的指向是治疗模式，就是“扶正祛邪，阴阳平衡”。

我们在众多的关键词汇中，将最能体现中医药文化的精神标识的词汇归纳为：天人相应、勤求博采、慈怀济世、大医精诚、调和阴阳、颐养正气、扶正祛邪、治病求本、发掘宝库、守正创新。

在以上 10 个重点词汇的基础上，浓缩为慈怀济世、调和阴阳、治病求本和守正创新四个维度，主要表达了体与用、道与术、神与形三大方面的关系。慈怀济世，重在伦理维度；调和阴阳，重在哲学维度；治病求本，重在诊疗维度；守正创新，重在法则维度。

因此，中医药文化的精神标识，可以从伦理、哲学、诊疗和法则四个维度进行阐述。

1. 慈怀济世之伦理维度

慈怀，本意是指帝王悲悯天下的胸襟与气量；济世，本意是指臣子利济众生的理想和抱负。后世将“慈怀济世”泛指以慈悲之心救济天下苍生，多指医学圣贤的高尚道德、博大胸襟、宏深愿力与高超艺术。关于慈怀，《宋书》：“先帝慈怀内发，愍及戎荒。”《续资治通鉴长编》：“上体慈怀，至仁不杀。”《世宗宪皇帝朱批谕旨》：“皇上慈怀周挚，至论精微。”关于济世，《周易口义·系辞上》：“义曰：夫君子之人，怀才抱道，有经邦济世之才。若遇其时，遇其君，则进登王者之朝，以济天下之民。”《易小传·卷二下》：“惟以诚信存心，志在接物，道援天下，以明济世之功，则何咎之有？”《周易经传集解》：“人臣之济世，以功成名遂，奉身而退，然后为克终也。”

2. 调和阴阳之哲学维度

调，调适、调理；和，和谐、和合。调和，调理使之和谐之义；调和阴阳，即经过名家的调理使得阴阳更加和谐。《周礼全经释原·卷一》：“天子调和天地，大臣调和阴阳，医师调和身体。故凡调和燮理之事，医师皆掌之。”意思是说，帝王调节天地之和谐；大臣调节阴阳之和谐；医师调节身体之和谐。因此，大凡各个方面调和燮理的事宜，都由医师掌管负责。可见，当时医师的权限是非常大的。《周易集解·卷十》：“上则调和阴阳，下而抚毓百姓。”《韩诗外传》：“调和阴阳，顺万物之宜也。”

3. 治病求本之诊疗维度

“治病求本”语出《黄帝内经》，即治疗疾病必须探寻本质之所在，然后据此诊断诊疗。《素问·阴阳应象大论》曰：“治病必求于本。”《类经·论治类》云：“治病必求于本。万事万变既皆本于阴阳，而病机、药性、脉息、论治则最切于此，故凡治病者在必求于本，或本于阴或本于阳，求得其本，然后可以施治。”

4. 守正创新之法则维度

守正是指恪守正道，胸怀正气，行事正当，追求心正、法正、行正；创新是指勇于开拓，善于创造，懂得变通，不断推陈出新。

守正与创新共生互补，辩证统一。守正是创新的根基，发挥主导作用；创新是守正的补充，与守正相辅相成。守正，语出《汉书·刘向传》："君子独处守正，不桡众枉。"《子夏易传》云："九二贞，吉。象曰：九二贞，吉，以中也。守正处卑，得中之道，全其壮也，故贞吉矣。""居而守正，获其吉也""守正，和人也"。正，即正气，它代表着一种正义的精神和堂堂正正、至大至刚的人格力量；守正，恪守正道，不屈从。创新，革除旧弊、推陈出新。《魏书·卷六十二》："革弊创新者，先皇之志也。"《北史·卷二十三》："创新改旧，咸得其要害。"

"图说中医药文化"系列丛书，重点体现上述理念和特色，图文并茂、意境深远。

"图说中医药文化"系列丛书有以下五个特点：一是以图叙史，通过大量的图片来展示中医药文化的辉煌历史；二是医文融合，深入挖掘古代诗词文化中的医学思想，以诗人特有的文笔来诠释中医药文化的精神实质；三是发掘典故中的中医药文化，将耳熟能详的成语典故赋予新的时代意义，拓展了中医药文化的深度和广度；四是从纵向与横向的维度来探讨中医药文化，将研究的触角拓展到中华文化的各个门类；五是对重大的中医文化事件进行全面梳理，起到纲举目张、画龙点睛的效果。

《图说中医药文化史》以图文并茂的形式来编写中医药文化通史。从文化的视角来研究中医历史，总结中医文明，发掘中医人文精神，这与传统的中国医学史有很大的不同。本书共分上、下两编，上编2章从横向的视角展开论述，将文学、哲学、史学、儒学、宗教、艺术等与中医药文化的关系进行全面整理和研究。下编各论11章，按照历史朝代的先后纵向展开论述，根据每个历史时期的文化背景，从文献、典籍、人物、宫廷医药、医学人文等方面进行阐述和研究。这本书以国家中医药管理局特别委托项目为依托，对中医药文化的概念、定义、内涵、外延等做了全面系统的诠释，同时通过大量的考古、文物、书画等珍贵图片，与文字表述相得益彰。这在中医药文化通史的编撰上独树一帜，具有积极的现实价值和历史意义。

《诗说中医药文化》共5编27章，主要从诗词的视角来理解、阐释与论述中医文化，所论述的诗词曲赋都是大家耳熟能详的经典，所涉及的诗人都是千古以来的风流人物，以他们知医、论医、行医、养生、采药、种药、卖药等传奇的人生经历为主线，从崭新的视角来诠释中医药文化，同时配上与古代诗词曲赋及诗人相关的书法绘画以衬托灿烂多彩的中医药文化史诗，图文并茂、雅俗共赏，具有知识性、代表性和可读性，让人开阔视野、耳目一新。

《典故里的中医药文化》共选择115则涉及中医药学内容的成语典故，并从典故的来源、诠释、解读和应用等方面展开论述，旨在从文化的视角理解中医，从中医的视界认识文化。其中既有伏羲制针、上医医国、杏林春暖、悬壶济世、魏晋风骨、大医精诚等耳熟能详的历史典故，也有病入膏肓、肝胆相照、刮骨疗伤等成语故事。一个典故就是一段动人的医学历史，一个成语就有一句中医警世名言。古代的成语典故具有特殊的感染力、影响力和公信力，具有传播远、应用广、视域宽等特点，相信应用成语典故来推广中医药文化，必将在中医文化领域产生积极的影响。

“图说中医药文化”系列丛书在形式上重中医学史，重中医事实，重图文并茂，重医文融合，重博关经典；在思想上深刻探讨中医药文化的历史内涵，大力挖掘优秀中医药文化的精神宝藏。希望此系列丛书的出版对我们探索中医药文化精髓，廓清中医药文化发展历史，阐明中医药学的思想体系作出应有的贡献。

我于 1985 年有幸进入中国中医研究院学习中医文献，在求学期间，得到了陈可冀、余瀛鳌、王琦、李经纬、蔡景峰、马堪温、陶广正、王致谱等名家指导，并从此在中医医史文献和中医药文化方面不断耕耘着。2022 年 5 月，我们开始组织编写这套“图说中医药文化”系列丛书，在全体参编人员的共同努力下，陆续完成三部著作的编写任务。由于参编人员多，稿件行文颇有不同，致使后期统稿和编辑加工颇费心力。在此，向所有编写、修改、统稿、编辑的人员表示最衷心的感谢！

李良松

北京中医药大学国学院

2024 年 1 月于北京

一 上古三代时期

1. 伏羲制针

出处 西晋·皇甫谧《帝王世纪》。

本义 伏羲发明九针和用针刺疗法治疗疾病的方法。

解读 黄河流域渭水上游的天水一带被推测是伏羲氏及伏羲文化的发祥地，距今 7800 年—4900 年前后三千多年的大地湾古文化遗迹可印证伏羲氏的地望和氏族的向东迁徙。《易传·系辞下》：“古者，包牺氏之王天下也……始作八卦，以通神明之德，以类万物之情。”包牺氏即指伏羲氏，据《帝王世纪》记载：“伏羲氏……乃尝百药而制九针，以拯夭枉焉。”这里的“九针”指的是九种大小、形状不同的金属针刺工具。自

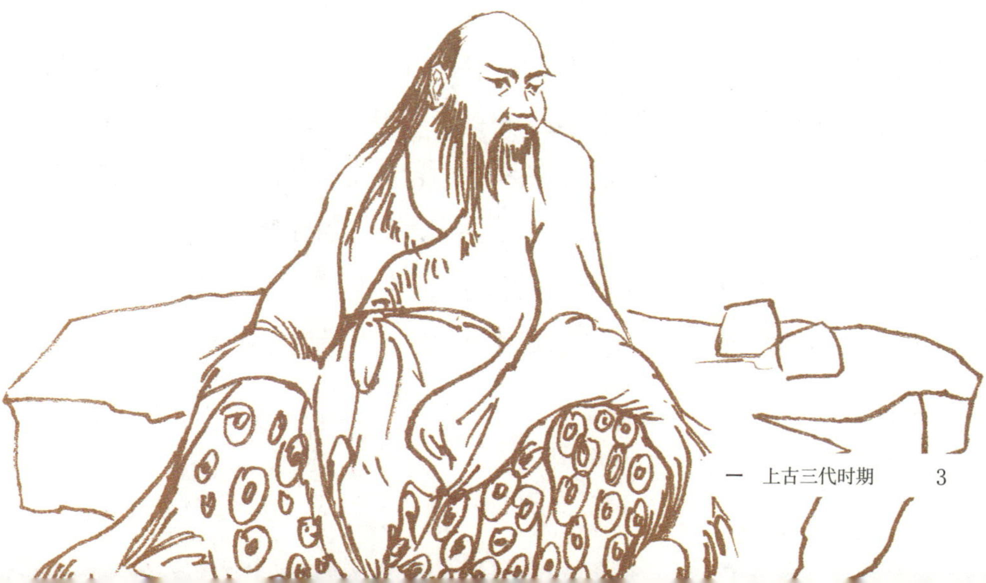

伏羲创制九针起，人们便开始用针具治病。《黄帝内经》记载，九针为镵针、员针、鍉针、锋针、铍针、圆利针、毫针、长针、大针。虽然“九针”以“针”来命名，但是“九针”并不只是用于针刺的工具，有的则是外科工具。如果没有金属冶炼铸造技术，单纯使用石、竹、骨类材料，是根本制作不出来的。然而，伏羲所代表的时间大约在旧石器时代向新石器时代过渡之初，此时尚未使用金属工具，因此，《帝王世纪》中记载的“九针”只是《黄帝内经》中记载的“九针”的雏形。九针是一套形制完备的中医外科用具，如此丰富的科技、文化成就，当然不能只凭一人之力完成，需要通过长期实践演变而来，是无数先民的智慧结晶。从文化人类学的层面来看，伏羲是先民对创始八卦理论借以了解天人关系，并对医学保健做出贡献的氏族群体的概括。中国医学史的研究表明，“九针”名称的确定是《灵枢》作者的成就。而伏羲制出石针的医学基础是对经络、穴位等的整体认识。

应用 目前，九针被广泛应用于中医学中，是中医用来治病的九种针具。九针根据形状不同，长度也各不相同，九针的形状和长度在现代中医治疗中有特定且固定的要求，依形状和长度的不同，九针的用途也各异，依据辨证论治的结果选择相应的针具是取得疗效的重要前提。

镵针似箭头，末端十分尖锐，用于浅刺皮肤泻血等；员针，针身圆柱形，针头卵圆，可用于按摩体表，治分肉间气滞，为按摩用具；鍉针针头如黍粟状，圆而微尖，用于按压经脉，不能深入，为按压穴位的用具；锋针针身圆柱形，针头锋利，呈三棱锥形，用于点刺泻血；铍针形如剑，用于痈脓外证的割治；圆利针针头微大，针身反细小，圆而利，能深刺，用于治疗痈肿、痹症；毫针针身细如毫毛，是常用针具，用于通调经络，治寒热、痹症等；长针针身细长锋利，用于治疗“深邪远痹”，亦善深刺；大针针身粗圆，可用于泻水，治疗关节积液等，后世应用于火针治疗。

2. 神农尝草

出处 西汉·刘安及其门客共同编写的《淮南子》。

本义 神农氏尝遍百草，找到并悟出了本草治病防病的原理和方法。

解读 《淮南子·修务训》有言："古者，民茹草饮水，采树木之实，食蠃蛖之肉，时多疾病毒伤之害，于是神农乃始教民播种五谷，相土地宜，燥湿肥墝高下，尝百草之滋味，水泉之甘苦，令民知所辟就。当此之时，一日而遇七十毒。"神农尝遍了百草后，基于古先民"近取诸身，远取诸物"的思维路径为后世整理出了许多本草治疗疾病的方法。神农尝百草的医学意义在于不但分辨了百草，亦发现了许多具有药用价值的中药，使人们具有了对抗疾病的武器。这既是中华民族的神话，也是民俗和历史。《神农本草经》便托名神农。《淮南子》中不仅指出了"尝百草"的场景，还暗含了耕种的场景，也侧面体现了中国传统医学中药食同源的理念。由于神农传播了种植技术，他便成了最早的稷神，也就是农业之神。清代俞樾在《春在堂杂文》中有言："陆贾言神农尝百草之实，察酸苦之味，教民食五谷。然则尝草之初，原非采药，但求良品以养众生，果得嘉谷，爰种爰植，是称神农既得所宜，兼求所忌，是以汉志载有神农食禁之书，有宜有忌，而医书兴矣。本草一经，附托神农良非謷也。”他指出了西汉陆贾所著的《新语》对“神农”的描述，并未涉及任何本草的内容，由此我们也可以合理联想有关“神农氏”神话的脉络：从解决温饱到稷神再到本草的开山鼻祖一样的存在，是一种民俗、礼俗、史实和神话杂糅的过程。虽然有关神农是神是人、是否是炎帝等争论一直存在，但并不改变神农通过“遍尝百草，以身试毒”而造福社稷的形象。

应用 《神农本草经》虽然不是神农所著，但依旧保留了神农对本草的解读观点，为后世中医学研究，尤其是本草的研究做出了极大贡献。他使用的上、中、下三品的中药分类模型也被沿用下来。神农尝百草的神话传说不仅传递了中医学理论在形成过程中的实践故事，更弘扬了神农不断创新和勇于实践的精神。

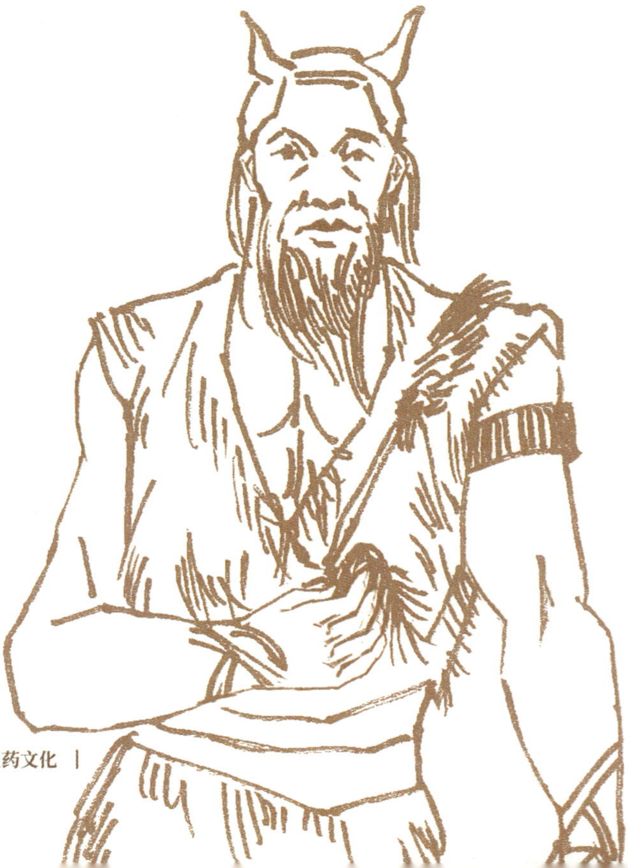

3. 明堂论道

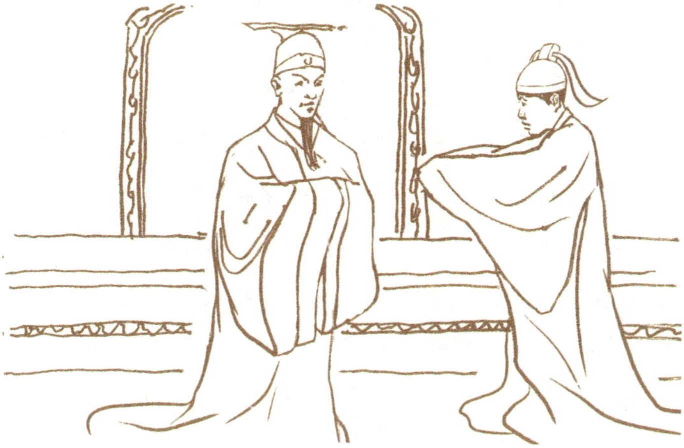

出处 《黄帝内经》。

本义 明堂，指黄帝与诸臣子探讨医道与学问的场所。明堂论道主要指的是黄帝于“明堂”以包容的胸襟与臣子展开治学活动。明堂也指君臣一堂向明而治，具有政治机制的作用或内涵。明堂可上通天象，下统万物，天子在此既可听察天下，又可宣明政教，是体现天人合一的神圣之地。在上古文化中，圣人为了治理社会，不仅需要南面之术，而且应该兼通医道，圣人如果不能给社会带来安定，不能有效地控制灾情，是无法成为百姓的精神领袖的，有关圣人治世的记载往往与治病关系密切。

解读 《黄帝内经》将黄帝与众多臣子围绕天人关系等诸多问题进行的探讨和反思通过一问一答的形式记载下来，书中论道而言医，由医理及仁术，体现了传统中医学道术合一的文化特色。继《黄帝内经》之后，大量涉及理法方药的医学著作相继问世。《黄帝内经》用问答体的体裁著述医书，以示黄帝诸先师之教。问答体又称“对问体”，是诸多文体的一种。如《灵枢·五色》记载雷公求教的故事。雷公向黄帝问道：“人体面部的气色，只有明堂能够判定吗？我不知其所以然。”黄帝回答说：“明堂就是鼻，阙就是两眉之间的部位，庭就是前额部，蕃就是两颊的外侧，蔽是耳前方的部位。以上所谈到的明堂、阙、庭、蕃、蔽这些部位的正常现象应该端正、宽大、丰满，远离十步以后还能看得清楚。如果观察到某个人有以上表现，他的寿命一定会达到一百岁。”雷公问：“怎样辨别面部五官的表象呢？”黄帝回答：“鼻的正常表现应是鼻骨高起，端正而平直。五脏在面部的相应部位，按照一定的次序排列在面部的中央。六腑在面部的相应部位，列于五脏部位的两旁。头面的情况反映在两眉之间和前额，心的情况反映在两目之间的下极。胸腹中的五脏安定平和，五脏真气所化生的五色，正常地反映到面部，不出现异常的色泽，鼻部的色泽也明润。所以辨别脏腑的情况，怎么能不辨别面部五官的表现呢！”雷公问：“能给我讲讲不从观察五官诊察疾病的情况吗？”黄帝回答：“五色在面部的表现，有其固定的位置。如果在某个部位出现色泽隐晦如陷骨中的，就必定是发生了疾病。如果五色出现在相乘的部位上，即使病情很重，也不会死亡。”《黄帝内经》不仅记载了雷公以“小子”的身份向黄帝请教，还有更多黄帝向其他臣子请教的故事。

应用 明堂是朝会诸侯、发布政令、大享祭天、配祀祖宗的地方，是天人合一之地，具有光明正大的文化属性，并不专指提供场所的建筑物。中医将明堂指作鼻或者经络孔穴，反映着人体内在精气神的状态，是中医学司外揣内文化特性的体现。明堂论道虽不耳熟能详，但明堂一词却依旧沿用。

4. 桐君制药

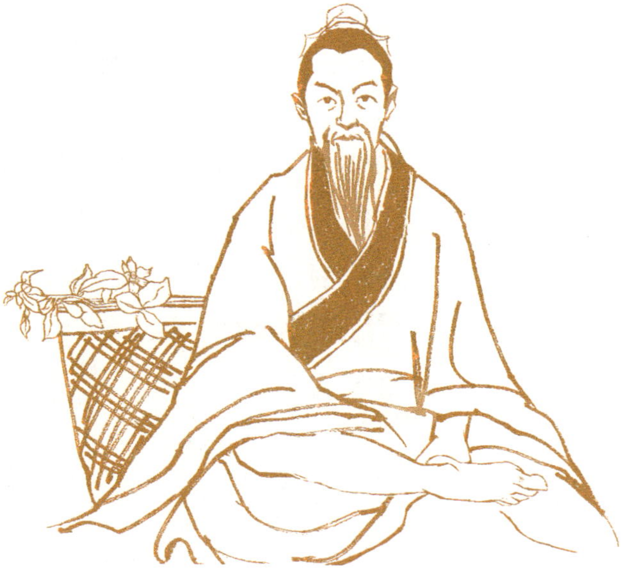

出处 战国·史官《世本》。

本义 桐君相传是黄帝时代的药学家。桐君制药指的是桐君对中药原植物的采集、加工和炮制，也泛指“采药”方法。

解读 已亡佚的药物学著作《桐君采药录》托名于此。相传，桐君是黄帝的大臣，擅长采收本草。桐君结庐炼丹于富春江畔的山中，悬壶济世，分文不收。后世尊其为“中药鼻祖”，称该山为药祖圣地，山也以“桐君”为名，县则称“桐庐县”。明代徐春甫在其所著的《古今医统大全》中认为桐君著有《桐君采药录》，他考证少师、桐君是黄帝时期的大臣，能识别草、木、金、石的性味，判断上、中、下三品药物而确定方剂的君、臣、佐、使。桐君所撰的《药性》四卷及《桐君采药录》，记载了药用植物的结构与形状，论述其相使相反的功用以及立方治疗的原则等。中国中医研究院中国医史文献研究所马继兴研究员对我国最早的制药学著作《桐君采药录》做了详尽的研究，据《医家千字文》原注引《桐君采药录》:“神农氏作赭鞭、钩制，从六阴阳与太一（乙），升五岳。四渎土地所生，草、木、石、骨、肉、虫、皮、毛，万种千类皆鞭问之。则检其能主治，当其五温冷。故甘草先被呼问。附子后见将岳。众药皆谐,各记所能。”据《本草抄义》(《医家千字文》原注引）转引：“桐君乘绛云之车,唤诸药精,悉遣述其功能,因则录之,呼为《桐君药录》。”显然，在神话中，桐君后继神农氏，不仅增补了本草功效，更进一步完善了药用植物的辨识、采集方法的分类学系统。

应用 古代早期的采药学和现代的制药学的最终目的和要求有异曲同工之妙。采药与制药一脉相承，本草类著作是中药现代化的文献宝库，可以以此为基础探究中药现代化路线与可行性，为丰富现代中药制剂做出贡献。诺贝尔医学奖获得者屠呦呦教授对青蒿素提取方法的改良就是受到晋代葛洪《肘后备急方》中相关记载的启发而研究出来的。

5. 俞跗解筋

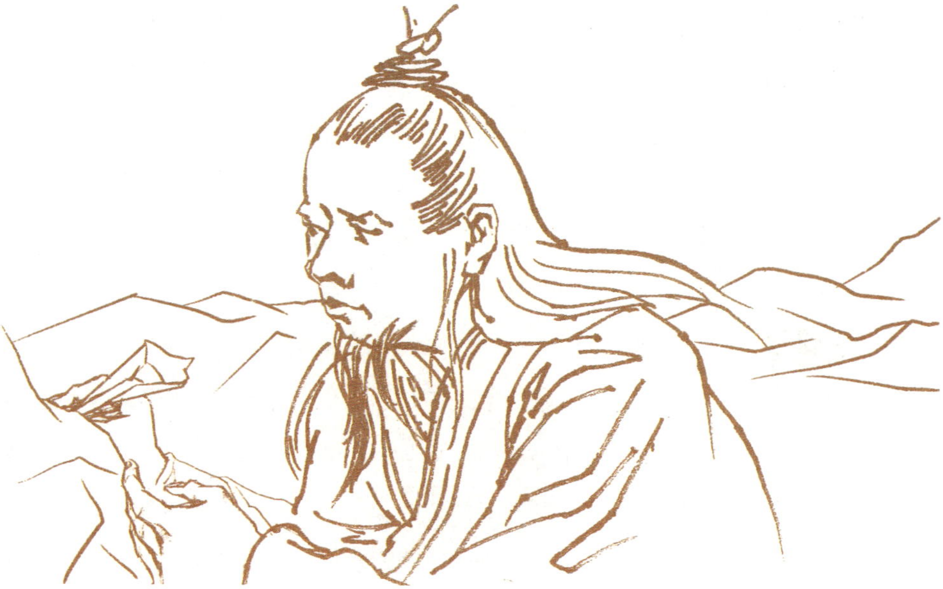

出处 西汉·司马迁《史记》。

本义 俞跗相传是外科手术的创始人，解筋是俞跗独创的中医外科术。

解读 俞跗，一作俞柎，是黄帝时期的医家，相传其擅长外科手术。据《韩诗外传》记载，俞跗治病多采用外科手术，除体表切割手术之外，可做腹部手术，对经络也颇有研究。《史记·扁鹊仓公列传》记载："上古之时，医有俞跗，治病不以汤液醴酒，镵石挢引，按扤毒熨，一拨见病之应。”说的是俞跗治病不用汤药、不用药酒、不用砭石、不用按摩、不用推拿、不用热灸，只要点拨筋骨就可医病。上古华夏大地有两个最大的部落：一个是以黄帝为统帅的炎黄部落；一个是蚩尤为首领的蚩尤部落。这两大部落势均力敌，为了争夺天下的统治权，这两大部落之间展开了被称为华夏历史上最大规模的战争。经过几个春秋的鏖战，两大阵营的将士们都已经伤痕累累，看着满营的伤兵和焦灼的战事，黄帝立即召见岐伯商量如何尽快地治好伤兵，岐伯向其推荐一人，即俞跗。于是黄帝立即将俞跗请到兵营。正如传闻那样，俞跗治病不用针、灸、药、酒，仅用解筋术就治好了一批伤兵，使黄帝阵营军威大振，最终蚩尤阵营节节败退。在俞跗解筋术的帮助下，黄帝一战定天下。

应用 现代对俞跗医学传承并使用的有俞跗脉学、小儿推拿术、颅骨整复、道家针灸秘术、象、数法的利用等。另外，现代溺水的急救方法与古代俞跗的急救法相似，对于“近乎溺死”者，也采取倒水、按压胸部、人工呼吸及心脏按压等手段。中医并不是只有内科相关的疗法，中医是“全科”的，或者说中医是整体观念下的不分科医学，传统中医学也十分擅长与外科相关的疗法。

6. 伯高论灸

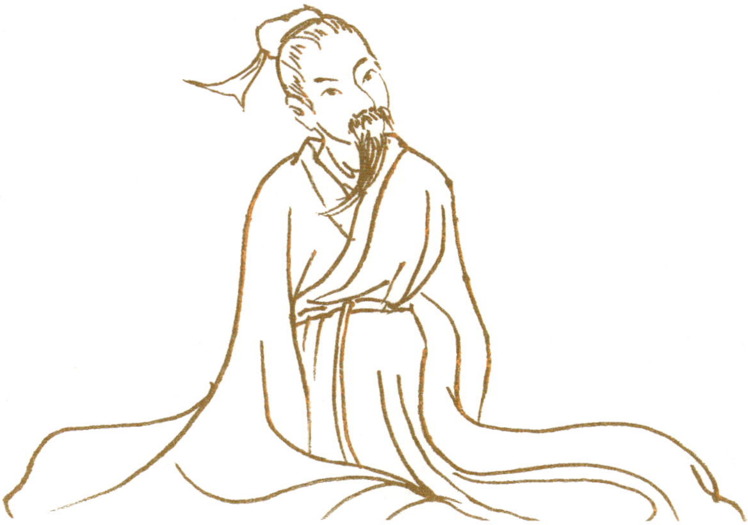

出处 西晋·皇甫谧《针灸甲乙经》。

本义 相传伯高是黄帝时期的医家，擅长针灸。

解读 西晋医学家皇甫谧所撰写的《针灸甲乙经》，全称《黄帝三部针灸甲乙经》，它是我国现存最早的一部针灸学专著，也是继《黄帝内经》之后针灸理论和临床经验的又一次总结，其序有述："上古神农始尝草木而知百药。黄帝咨访岐伯、伯高、少俞之徒，内考五脏六腑，外综经络血气色候，参之天地，验之人物，本性命，穷神极变，而针道生焉。其论至妙，雷公受业传之于后。伊尹以亚圣之才，撰用《神农本草》以为汤液。”其中就提到了伯高。

伯高不仅专于针灸的临床应用，在脉理方面亦多有造诣。《灵枢·卫气失常》就记载了黄帝与伯高关于针刺理论的探讨，伯高针对黄帝关于不同疾病如何正确并行之有效地取穴进行了阐述，如“积于上，泻人迎、天突、喉中；积于下者，泻三里与气街；上下皆满者，上下取之，与季胁之下一寸；重者，鸡足取之”，其意为“气聚积于上焦，当针泻人迎、天突、喉中各穴；气聚积在下焦，当针泻三里、气街；气聚积在中焦，上下皆觉胀满，当上取人迎、天突、廉泉等穴，下取三里、气街穴，以及季胁下一寸的章门穴以泻；病情严重的则需采取鸡足刺法”。伯高对答如流、一针见血，足以见得其在针灸治疗疾病方面经验丰富、学理深厚。

应用 针灸的理论与实践并不是孤立的系统，而是我国传统医学的一部分，内服和外治的治法与治则都统摄在一个天人合一的整体观下，都是源远流长的中医文化的一部分，更伴随着中国文化的绵延不绝一直发展至今。现在医院管理划分了科室，提高了治病和看病的效率，中西医进一步有效结合，但并不代表伯高对疾病的诊断思路与治疗方法已经落伍，不适合现代医学发展。相反，我们应该尊古不泥古，继承并发扬属于传统中医学的优势和特色。另外，黄帝虚心求教，对身体、疾病、人与自然关系的思考也是中医文化乃至中华优秀传统文化的思想结晶。

7. 颛顼治巫

出处 西汉·司马迁《史记》。

本义 颛顼治理巫教。

解读 相传在黄帝晚年，九黎之地巫教流行，人民不能安心于生产。颛顼为解决这个问题，下令禁绝巫教，亲自诚敬地祭祀天地祖宗，为万民做出榜样。又任命南正重以司天，以和洽神灵。任命北正黎以司地，以抚慰万民。劝导百姓遵循自然规律从事农业生产，鼓励人们开垦田地，使社会恢复正常秩序。巫在远古时期类似神学家、天文学家、心理学家、

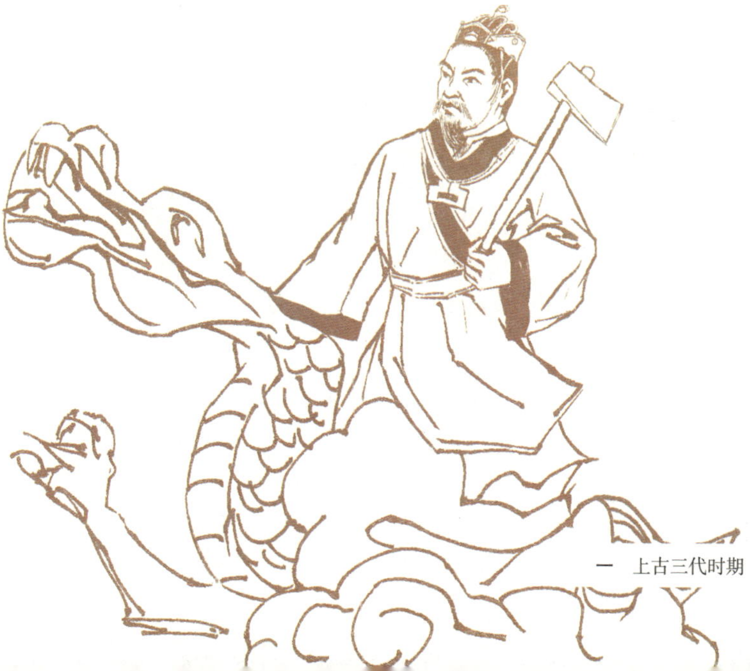

语言学家、历史学家、文学家、原始医药学家。《山海经·海内西经》有言："开明东有巫彭、巫抵、巫阳、巫履、巫凡、巫相，夹窫窳之尸，皆操不死之药以距之。窫窳者，蛇身人面，贰负臣所杀也。"可见当时巫对于医药有所研究。武王灭商后，继承了殷商的巫医制度，"立巫医，具百药，以备疾灾，畜五味，以备百草"。三国时期，扁鹊提出了著名的"信巫不信医，六不治也"。

应用 在中国历史的长河里，巫曾扮演了重要角色，有"巫医一家"的史学观点。巫作为上古时期专职负责沟通天人地的群体，承担着部分医生的任务，他们通过卜筮、祭祀等方法解读未知事物，同时帮助人们治疗疾病，趋利避害，延长寿命。当代文学创作浩如烟海，数不胜数，很多"巫"的角色跃然纸上，但是随着中西文化的融合，中国传统的"巫"逐渐失去了其在想象中的立足之地，巫文化悄然落幕，被现代科学文化所取代。

8. 仪狄造酒

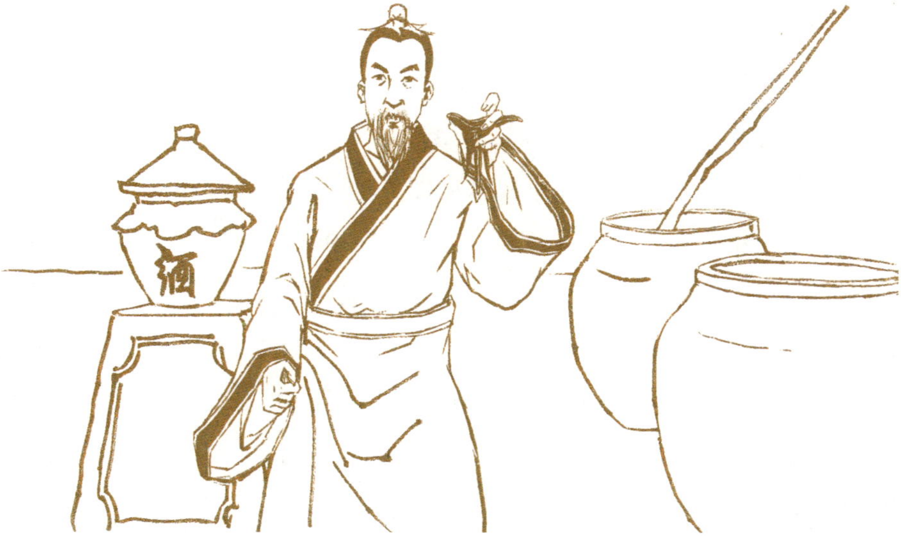

出处 **战国·吕不韦集合门客共同编写的《吕氏春秋》。**

本义 仪狄一般被认为是酒醪的创始人。

解读 “仪狄作酒醪，杜康作秫酒”的说法，是指仪狄是酒醪的创始人，而杜康则是高粱酒的创始人。仪狄是夏禹时代司掌造酒的官员，相传是我国最早的酿酒人，是虞舜的后人。吕不韦的《吕氏春秋》、刘向的《战国策》等先秦典籍中均有仪狄造酒的记载。《吕氏春秋·审分览》“勿躬”

一则有言："大桡作甲子，黔如作虏首，容成作历，羲和作占日，尚仪作占月，后益作占岁，胡曹作衣，夷羿作弓，祝融作市，仪狄作酒，高元作室，虞姁作舟，伯益作井，赤冀作臼，乘雅作驾，寒哀作御，王冰作服牛，史皇作图，巫彭作医，巫咸作筮。此二十官者，圣人之所以治天下也。""仪狄"是舜时主管和负责酿酒的人，《吕氏春秋》将其列为佐圣人治天下的二十官之一。西汉刘向编订的《战国策》则对此有进一步说明："昔者，帝女令仪狄作酒而美，进之禹，禹饮而甘之，曰：'后世必有以酒亡其国者。'遂疏仪狄而绝旨酒。"意思是说，禹之女令仪狄去监造酿酒。仪狄经过一番努力，酿出来的酒味道很好，于是奉献给禹品尝。禹喝了之后，觉得的确很好。可是这位被后世奉为圣明之君的禹，不仅没有奖励造酒有功的仪狄，反而从此疏远了他，夏禹也从此和美酒绝了缘，还说后世一定会有因为饮酒无度而误国的君王。史籍中有多处提到仪狄"作酒而美""始作酒醪"，仪狄也就成了制酒始祖之一。醪是一种糯米经过发酵而成的"醪糟儿"，性温软，其味甜，多产于江浙一带。酒乃水谷之气，味辛、甘，性大热，气醇味厚，可入心、肝二经，具有上升和发散的特性，有通血脉、散瘀血、行药势、御寒气、消冷积、矫臭矫味之功。因而，用酒送服中药，可借酒的辛热之性，平缓药物的寒性，而且酒具有升提之性，可以引药上行，使药力更快抵达全身经脉。

应用 现在，南方不少家庭仍自制"醪糟"。醪糟洁白细腻，稠状的糟糊可当主食，上面的清亮汁液颇近于酒。醪糟汤圆、鸡蛋醪糟仍是现代餐桌上的常客，醪糟"健脾开胃、益气生津"的食疗作用也深得人们喜爱。

9. 伊尹作汤

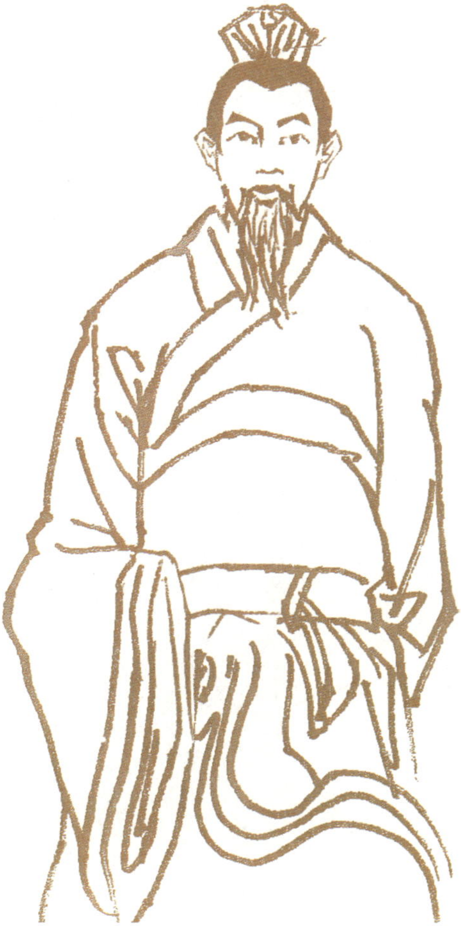

出处 东汉·班固《汉书·艺文志》。

本义 伊尹是中药汤剂的奠基者，同时以“调和五味”的方式治国，从奴隶做到了宰相。

解读 伊尹的“尹”是官职，他是商朝著名的思想家，为相五十余载，不仅能相国，还是中华厨祖。《伊尹汤液经》被后人传颂千年不衰。《汉书·艺文志》中有《汤液经法》，医家都认为此书为伊尹所撰，历代医家皆对伊尹创制汤液的故事深信不疑。西晋皇甫谧认为：“伊尹以亚圣之才，撰用《神农本草》以为汤液……仲景论广伊尹汤液为数十卷，用之多验。”南朝梁时陶弘景在列数古代医哲先贤时也不忘伊尹的功绩：“昔神农氏之王天下也，画易卦以通鬼神之情；造耕种，以省煞害之弊；宣药疗疾，以拯夭伤之命。此三道者，历群圣而滋彰。文王、孔子，彖象繇辞，幽赞人天；后稷、伊尹，播厥百谷，惠被生民。岐黄彭扁，振扬辅导，恩流含气。并岁逾三千，民到于今赖之。”元代王好古撰有《汤液本草》一书，他认为汤液乃伊尹所创：“神农尝百草，立九候，以正阴阳之变化，以救性命之昏札，以为万世法，既简且要。殷之伊芳尹宗之，倍于神农，得立法之要，则不害为汤液。”以上皆能说明伊尹是汤液本草的鼻祖。

应用 伊尹倡导药食同源，以五味调和分析天下大势，将尝本草的单味本草经验通过煎煮制剂进行配伍，这种方法增加了疗效，又扩大了适应证范围，在中医方剂学和养生学中被广泛应用。当然，药食同源是现代利用中医养生的一种很便捷高效的方法，在烹饪食物的时候注意了解食物的药用价值，不仅能增长知识，还能使身体获益。

10. 巫咸测病

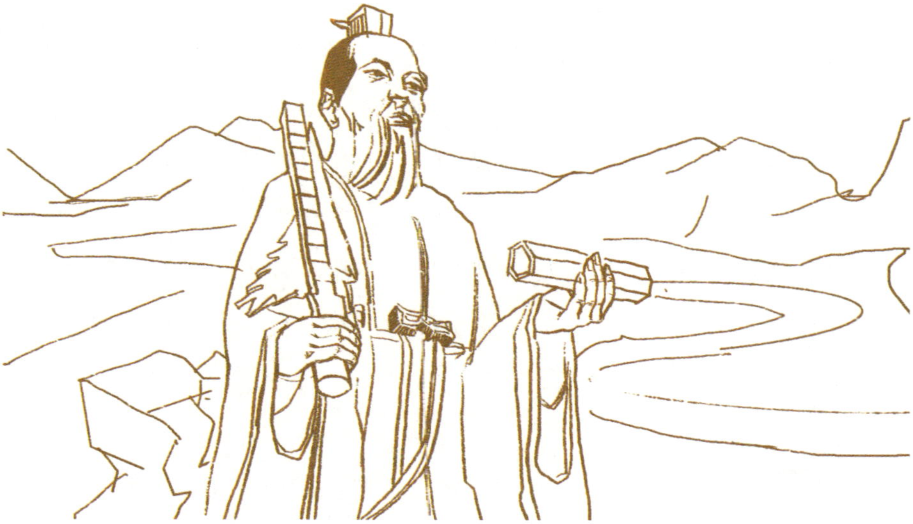

出处 《山海经》。

本义 巫咸是中国古代传说中的人物，相传可以祝延，推测人之福疾。

解读 在古代，巫是一种崇高的“职业”，总体来说，其所涉及的事务就是沟通天人，惠及民生。相传黄帝出战时，要请巫咸作筮。巫咸，一作巫戊，乃传说中之巫医。“以鸿术为尧之医，能祝延人之福，愈人之病，祝树树枯，祝鸟鸟坠”(《世本》)，此句描述的就是巫祝的内容，由此可见巫中有医、医中有巫的“混沌”状态，“鸿术”一词便指的是这种高超的道术结合。东晋郭璞所撰的《巫咸山赋》序中也描述了相似的内容：“盖巫咸者，实以鸿术为帝尧医，生为上公，死为贵神。”

《吕氏春秋》中有言：“巫彭作医，巫咸作筮。”《离骚》中有言：“巫咸将夕降兮，怀椒糈而要之。”王逸注：“巫咸，古神巫也。”《太平御览》卷七十九引《归藏》:“昔黄神与炎神争斗涿鹿之野,将战,筮于巫咸。”《尚书·周书·君奭》:“巫咸乂王家。”《史记·殷本纪》:“巫咸治王家有成，作《咸艾》，作《太戊》。”相传巫咸为殷中宗的贤臣，一作巫戊，又有说其发明鼓，是用筮占卜的创始者，同时是个占星家，后世有假托他所测定的恒星图。《庄子》中有言:“巫咸祒曰，天有六极五常，帝王顺之则治，逆之则凶。”巫咸这里所说的“六极五常”，六极也称六淫，即六气的太过不及，这是目前可考的五运六气最早的说法。无论巫咸是真实存在的历史人物，还是古代传说人名，巫咸都与“筮”有关系，即一种安定百姓使之远离疾病、安居乐业的术。

应用 中华民族特有的“易”的思想是一种以变化为恒常的超越性思想，它并不以讨论存在为目的，它因为对“生而不有，为而不恃，长而不宰”的终极思考具有“前瞻性”，而对这种变化进行掌握的执行人就是“巫”。所谓能前瞻地测病的巫咸，就是在天人合一的整体观念下对疾病进行干预的同时又有一种超脱的地位。这种思想是民族特性的一种体现，它是可以与现代医学相辅相成，一同讨论身体与疾病的关系的，这并不是墨守成规、不知变通，而恰恰是一种变通的方式，现代很多中医师也尝试在临床上使用这种思想，为诊疗拓宽思路。

11. 茹毛饮血

出处 《礼记·礼运》。

本义 用来描绘原始人不会用火、生吃禽兽的生活，现形容时代的原始、落后或人处于野蛮状态。

解读 “茹毛饮血”作为一个词语出自东汉班固所著《白虎通义》，其中有言：“饥即求食；饱即弃余；茹毛饮血；而衣皮苇。”但在此之前

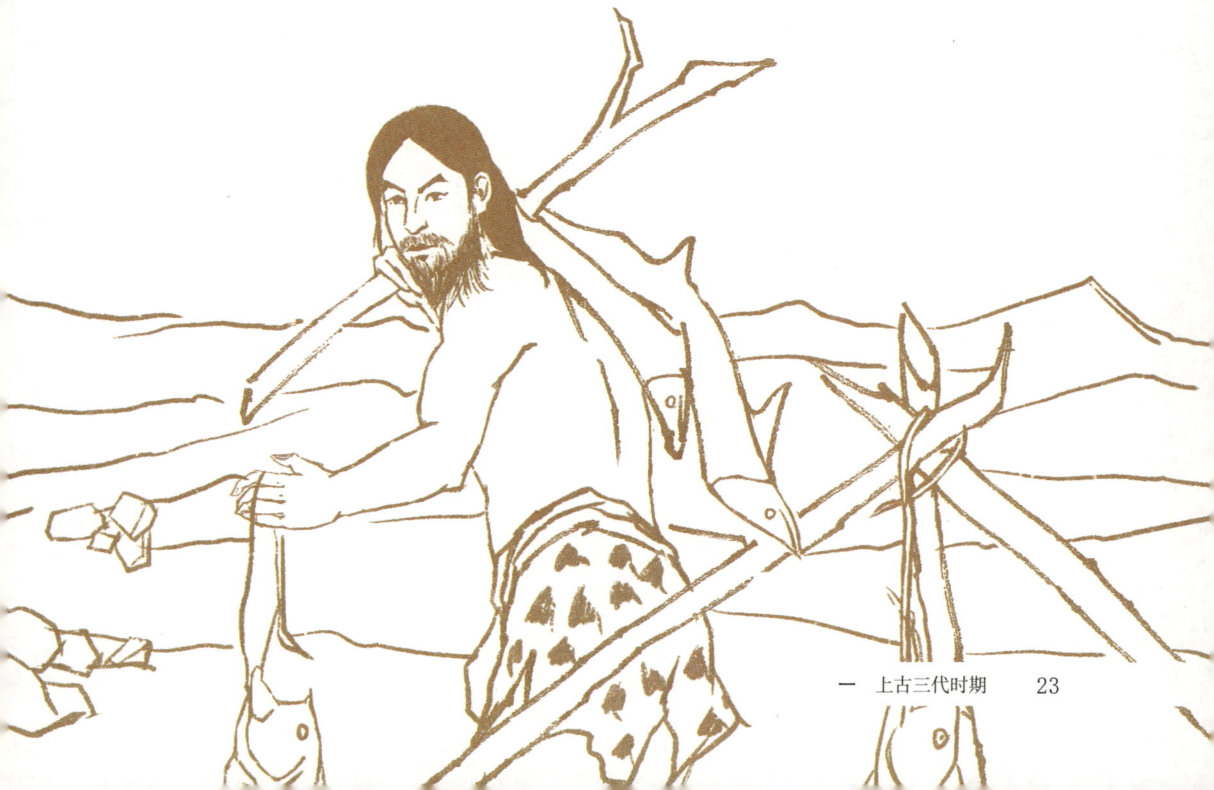

《礼记·礼运》有："未有火化，食草木之食、鸟兽之肉，饮其血，茹其毛，未有麻丝，衣其羽皮。……以养生送死，以事鬼神上帝，皆从其朔。"先民有一段不知熟食的时期，从茹毛饮血到加工熟食是人类发展史上的一个重要转折，是人类心智的开化，也为人类的生命健康和寿命的延长提供了基本条件。《韩非子·五蠹》曰："民食果蓏蚌蛤，腥臊恶臭而伤害腹胃，民多疾病。有圣人作，钻燧取火以化腥臊，而民说之，使王天下，号之曰燧人氏。"所以《汉书》以"教民熟食，养人利性，避臭去毒"来称赞火的发明者的功劳，从此人类有了熟食传统，饮食习惯也更健康，这是人类脱离茹毛饮血阶段的"燧人氏"故事。"燧"就是钻木取火的意思，以"燧人氏"命名也表达了对钻木取火功绩的肯定。不再茹毛饮血，学会加工直接入口的食物也推进了医药的进步，使本草从直接食用或者外用的阶段发展到汤药和制剂的阶段，这极大地推动了中国医学史的发展。

应用 "茹毛饮血"的成语故事描述了远古时代聚木为巢的先民的生食习俗，体现出了原始社会的饮食卫生状态。从茹毛饮血到用火烹制食物的进化，对我们了解原始社会的生活情况和医学发展有一定的启示。

12. 穆王登仙

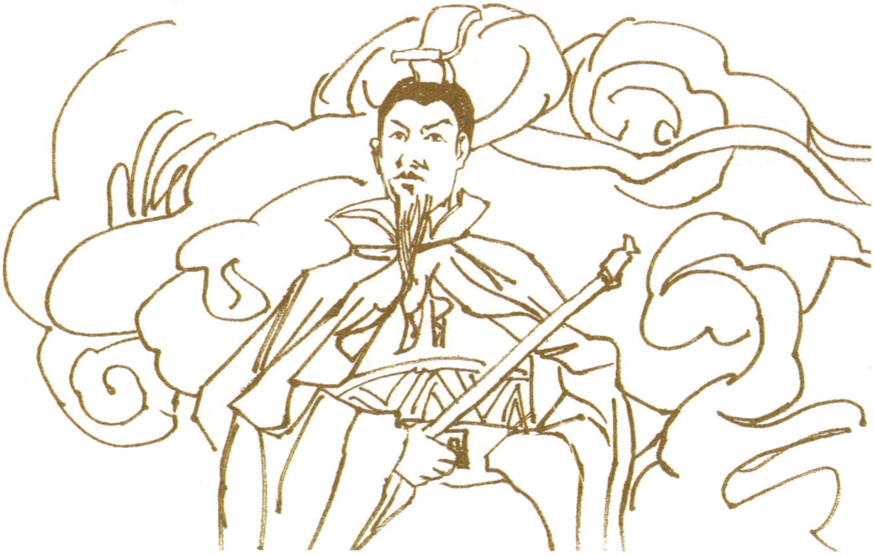

出处 《竹书纪年》。

本义 周穆王西行求仙时，到了青鸟栖息之地，西王母从昆仑之丘、瑶池之滨中而来，赠予周穆王长生不老药。此后，两人留下了世纪之恋，成为千古佳话。

解读 周穆王，西周第五位君主，是周朝在位最长的国君。《列子·周穆王》记载穆王“不恤国事，不乐臣妾，肆意远游。命驾八骏之乘……遂宾于西王母，觞于瑶池之上，西王母为王谣，王和之，其辞哀焉”。周穆王西行见西王母之事详载于《穆天子传》一书中，在《今本竹书纪年》《列子·周穆王》及《史记·赵世家》中都有提及。根据《史记》记载，“穆王即位，春秋已五十矣”“穆王立五十五年，崩”，由此可以推测周穆王或许活了一百零五岁。时至今日，如此长寿也是不多见的。我国民间传说中有“西山有药，是为不死”的内容，于是周穆王便与西王母有了故事文本上的联系，“周天子西巡得到了西王母赠予的长生不老药，延年益寿”的传说也自然流传了起来。

应用 周穆王求药登仙的故事带有一定的神话色彩，其真实性有待考证，但这个故事侧面反映出了古人对于身体健康、延年益寿永恒的追求。

二 春秋战国时期

13. 上医医国

出处 《国语》。

本义 高明的医生，不仅能够治疗人体的疾病，而且能够治理好国家。

解读 “上医医国”是体现中国古代医家人格价值和理想追求的至理名言。“上医医国”这一成语出自《国语》，用治病来比喻治国，认为医学的最高境界是治理国家和社会的疾病。有中国药王之称的唐代名医孙

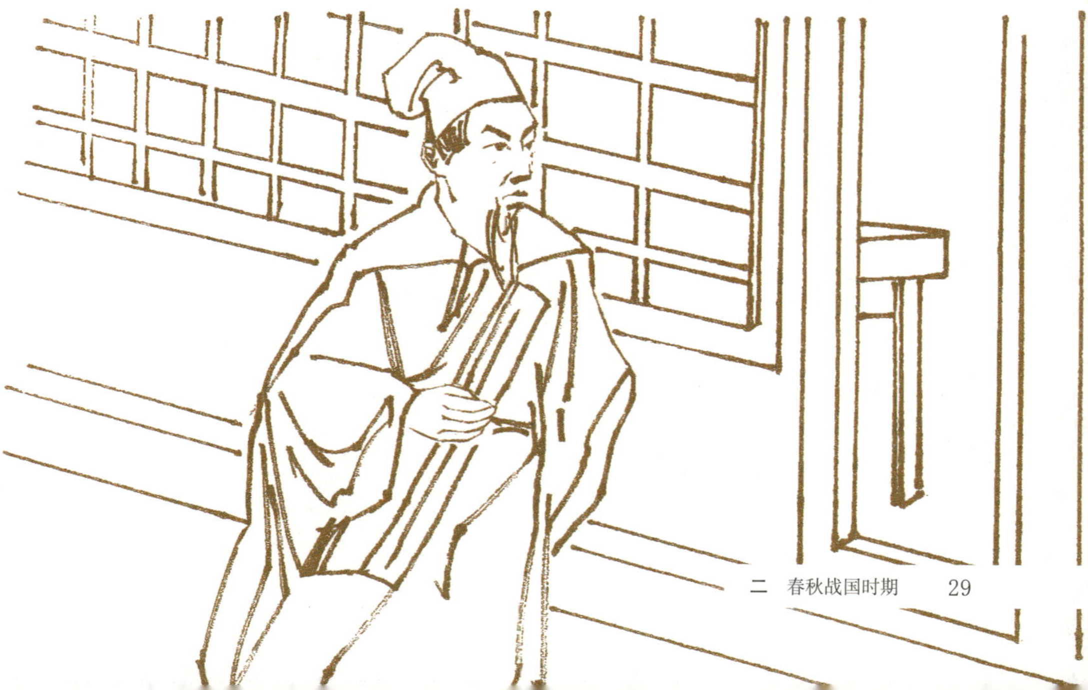

思邈，在著名的《千金要方》中指出："古之善为医者，上医医国，中医医人，下医医病。"上等的医生治的是"国"，国家如果没有疾病，社会也就健康了；中等的医生治的是"人"，如果人的身体与心理都没有疾病，个体的生命也就健康了；下等的医生治的是"病"，如果局部的问题医治好，人的痛苦也就消除了。宋代著名政治家、文学家范仲淹提出"不为良相，愿为良医"的理念，意思是说，如果成为不了一个好宰相，就甘愿做一名优秀的医生。因此，"上医"是从事医学工作的最高境界。

应用 上、中、下在现代汉语中最常被当作方位名词，经常被搭配使用，体现一种比较。其实"医"前面搭配的定语上、中、下也有比较之意，古人的身体观与现代医学是不同的，中医里虽然有外科，有解剖学知识，但是最高明的医者如同高明的统治者，懂得除去弊端、调兵遣将、命中要害，所以中医有"用药如用兵"一说，当然也有用药如神、用兵如神的说法，可见二者具有相似性。这就是上医可以达到的高度。

14. 文挚治郁

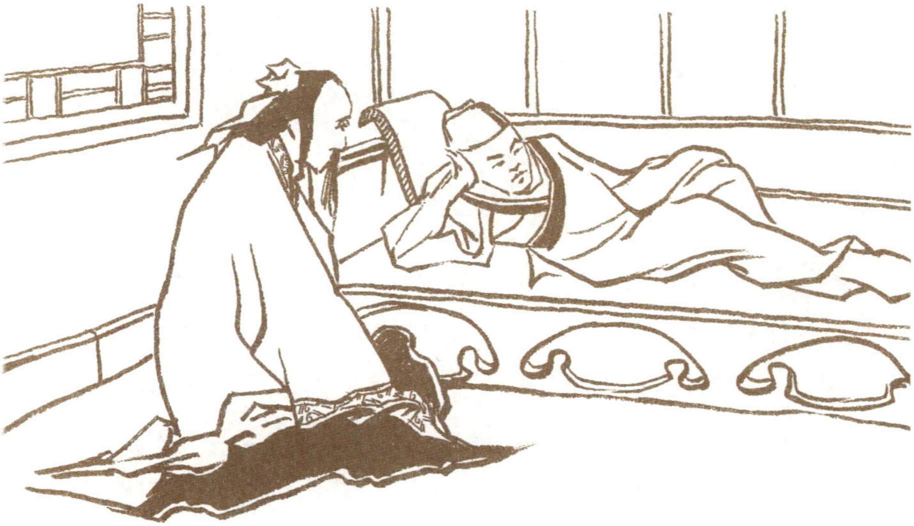

出处 战国·吕不韦集合门客共同编写的《吕氏春秋·仲冬纪·至忠》。

本义 宋国医者文挚曾以激怒之法治愈齐湣王的疾病，却因此获罪，被齐湣王烹杀。

解读 文挚是战国时期名医，宋国商丘人，精通医道，洞明医术，兼有奇能异术，与名医扁鹊、医缓、医和齐名。关于他的生平事迹，正史无传，仅《列子》和《吕氏春秋》有零星记录，成书于后世的《医说》《历代名医蒙求》《古今医统大全》及《古今图书集成》中略有所载。《吕氏春秋·仲冬纪·至忠》记载了这样一个故事：齐王患病，整天愁眉不展，郁郁寡欢，茶饭不思，坐卧不安，焦虑激动，紧张不安，痛苦难熬，浑身不适，度日如年。多方医治无效，便请宋国名医文挚来诊治，文挚冒着被杀的风险用激怒的方法为齐王治疗。这则故事最传奇也最让人感动的地方在于："爨之三日三夜，颜色不变。文挚曰：'诚欲杀我，则胡不覆之，以绝阴阳之气？'王使覆之，文挚乃死。夫忠于治世易，忠于浊世难。"文挚在生命的最后还在履行着医者的职责，不顾自我安危，持续激怒齐王，最终使之痊愈，而自己却被杀死，虽然这则故事讲的是"至忠"，但同时也是一则医案。

应用 文挚不用药，采用激怒病人的方法，治好了齐王的顽疾。他所用的，就是中医的"情志疗法"，这也是我国医案史上情志疗法的一个典型范例。文挚的治疗手段已经发展为现在的激怒疗法，依据"怒胜思"的理论，用激怒办法治疗思虑不解。以怒胜思是中医情志相胜的治疗方法之一。中医认为，思为脾志，怒为肝志，因木能克土，而脾属土，肝属木，所以可用肝之志克制脾之志，情志疗法同样也可以治疗消沉、惊恐、忧愁等心理障碍。在现代临床应用上，引发愤怒并无定法，依所需的愤怒程度而使用不同手段。

15. 六者不治

出处 西汉·司马迁《史记·扁鹊仓公列传》。

本义 战国时期的名医扁鹊提出“六不治”的观点。据《史记·扁鹊仓公列传》记载：“骄恣不论于理，一不治也；轻身重财，二不治也；衣食不能适，三不治也；阴阳并，藏气不定，四不治也；形羸不能服药，五不治也；信巫不信医，六不治也。”

解读 扁鹊精通医理，擅长内、外、妇、儿、五官等科，中医实际上没有“分科”的观点，相当于现代医学的“全科”。传统中医的特点在于能够从整体观念的角度出发，结合辨证论治便可以高屋建瓴地领会多

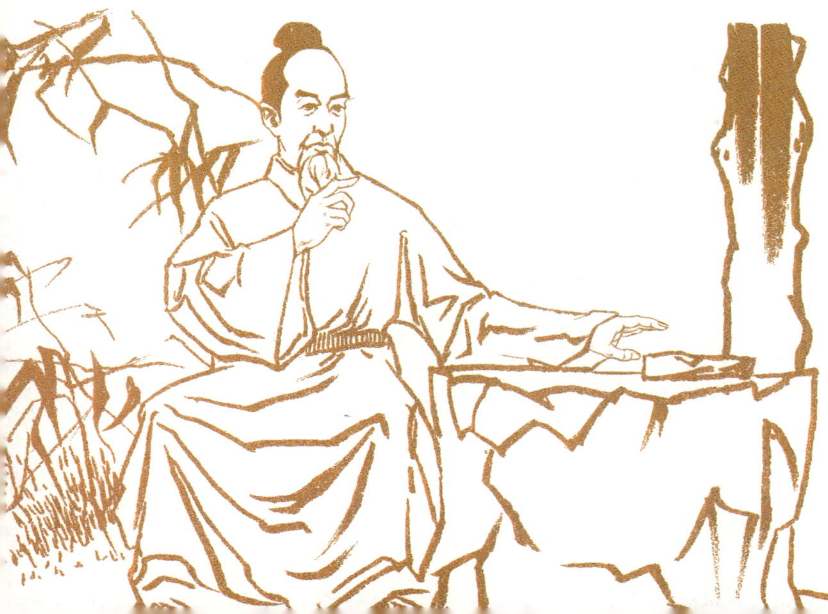

种疾病的病因病机，针对性地提出治疗法则，所以扁鹊可以因地、因时、因人治疗，在赵为妇科，在周为五官科，在秦为儿科，采用砭刺、针灸、按摩、汤液、热熨等法治愈患者不计其数，遂名闻天下。但他有“六不治”的基本原则，“六不治”的内容是：一是狂妄、骄横、不讲道理、不遵医嘱的人；二是只重视钱财而不重视身体健康的人；三是对服饰、饮食、药物等过于挑剔、不能适应的人；四是体内气血错乱、脏腑功能严重衰竭的人；五是身体极度羸弱、不能服药或不能承受药力的人；六是只相信鬼神、不信任医学的人。

应用 六不治至今也是医家奉行的医治原则，只有站在天人合一的角度，从整体上辨证论治才可以全面践行这六个原则。六者不治为解决当今紧张的医患关系提供了一些思路，虽然并不是流传甚广，但其包含的哲理仍值得反思。

16. 起死回生

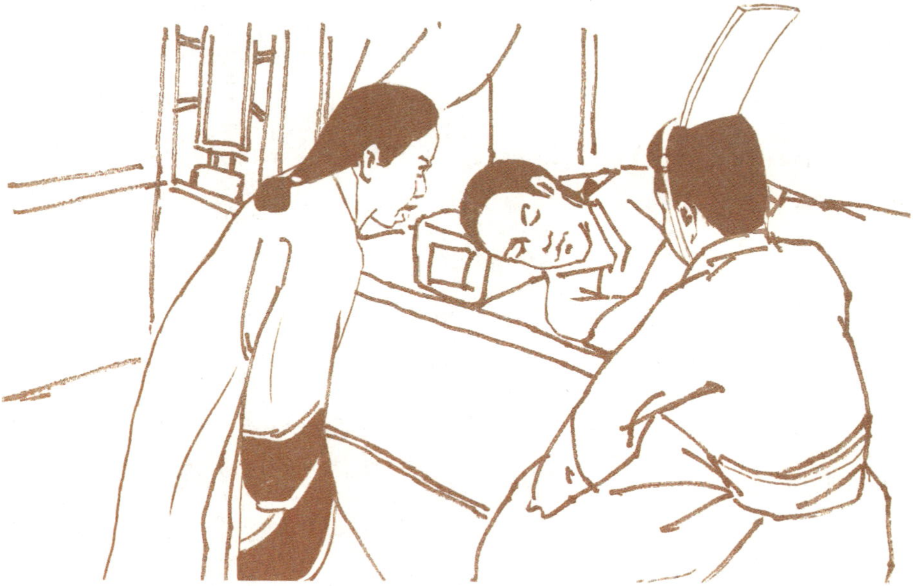

出处 西汉 · 司马迁《史记 · 扁鹊仓公列传》。

本义 “起死回生”是扁鹊治疗厥证的病案，指能够把将死的人救活，用来形容医术高明。

解读 起死回生是一个汉语成语，其典故出处是《史记 · 扁鹊仓公列传》，讲的是扁鹊经过虢国时，听说虢国太子猝死了，就来到宫门外，向爱好方术、具有诊疗经验的中庶子打听太子的死因。中庶子说："太子是因为气血运行不畅、不得通泄而造成的内脏损伤，所以在早晨时突然发病身亡。"扁鹊得知太子从鸡鸣起"暴毙"了不到半日，尸体尚未入殓，就对中庶子说："请你转告虢国国君，我能让太子活过来。"中庶子吓了一跳："先生不是在开玩笑吧？人死又怎么能复生？！"扁鹊长叹说："你如果不相信我的话，可以去看看太子。他的耳朵里应该还有鸣声，鼻翼还在微动，并且大腿之间应该还是温热的。"

中庶子听了扁鹊的话，惊得目瞪口呆，半天说不出话来。等他反应过来，只得赶紧把扁鹊的话上报给虢国国君。虢国国君也很惊讶，他亲自出来迎接扁鹊，说："久仰先生的大名，今天先生要是能救回我儿，我们就太幸运了！"扁鹊对他说："太子得的是尸厥证。阴阳两气会聚时互相阻塞，不能通畅运行，才导致人的气血运行不畅，忽然晕倒，看上去就像死了一样，其实太子根本就没有死。"

于是扁鹊就叫他的弟子准备好医疗用具，为太子进行针灸治疗。不一会儿，太子就苏醒过来。扁鹊就叫弟子子豹准备五分之剂的熨药，煎煮八减剂，用来交替熨贴两胁下面，太子便能坐起来。再进一步调适阴阳气血，仅仅服用汤药二十天就康复了。因此，天下人都以为扁鹊能够使死人复生，扁鹊本人对这样的盛赞却不以为然，道出了事实："我并不能起死回生，这是他本身有活过来的生机，我不过促使他恢复过来罢了。"

应用 厥证首次出现在《素问·调经论》中，中医针灸治疗厥证具有显著疗效，扁鹊治疗虢国太子的方法是针药结合，这种方法也广为现代中医临床所应用。"起死回生"一词现已经成为广为人知的成语，多被应用于形容人的手段高明，并不仅仅局限于形容医术。

17. 病入膏肓

出处 《左传 · 成公十年》。

本义 病情已危重到无法救治的地步，也比喻事情到了无法挽救的地步。

解读 成语故事“病入膏肓”的主人公是晋景公。晋景公，姓姬，名獳，一名据，是春秋时期晋国第二十六代君主（公元前599年至前581年在位），他在位期间铲除了权势在手的赵氏家族，就是后世文学作品、影视剧《赵氏孤儿》中的赵氏，病入膏肓涉及晋景公的两个梦，第一个梦是厉鬼索命，晋侯梦大厉披发及地，搏膺而踊曰:“杀余孙，不义！余得请于帝矣！”梦中一个大喊着其不义罪行的“鬼”要向晋景公报“杀子孙”之仇，解梦者预言晋景公活不到年内麦子成熟，紧接着晋景公派人去秦国请当时的名医医缓，医缓未至，噩梦先来，晋景公又梦见看见两个小孩儿，一个说道：“听说秦国的名医医缓来了，要不咱们赶紧逃跑吧！”另一个小孩儿却说道:“你怕啥呢，我们躲到肓（心下膈上）之上，膏（心尖脂肪）之下，就算药石再厉害，也奈何不了我们！”结果医缓真的束手无策。“病入膏肓”被当作固定搭配而沿用，如《唐语林·卷五·补遗》:“请足下多服续命之散，数加益智之丸，无令病入膏肓，坐亲斧锁也。”《三国演义·第五十二回》:“吾观刘琦过于酒色，病入膏肓，见今面色羸瘦，气喘呕血；不过半年，其人必死。”《明史·卷三〇九·流贼列传·序》:“譬

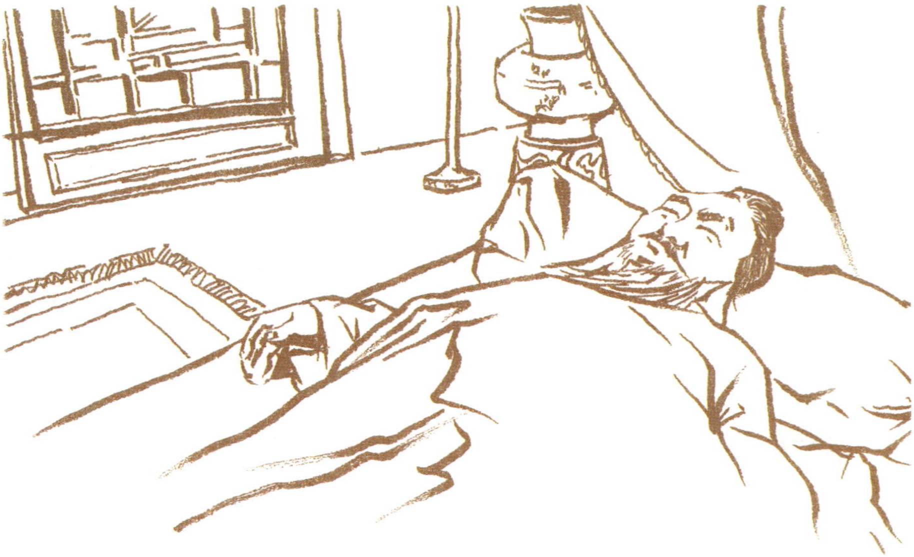

一人之身，元气羸然，疽毒并发，厥症固已甚危，而医则良否错进，剂则寒热互投，病入膏肓，而无可救，不亡何待哉？”《醒世恒言·第十三卷·勘皮靴单证二郎神》：“感承夫人好意，只是氏儿病入膏肓，眼见得上天远，入地便近，不能报答夫人厚恩，来生当效犬马之报。”《隋唐演义·第七十二回》：“如今再说天后在宫中淫乱，见高宗病入膏肓，欢喜不胜。”《聊斋志异·第二卷·莲香》：“病入膏肓，实无救法。姑来永诀，以明非妒。”《镜花缘·第十三回》：“贱妾之恙，虽得女儿取参略延残喘，奈病入膏肓，不啻风中之烛。”以上例子中，“病入膏肓”皆指病到了无法救治的地步。

应用 病入膏肓是妇孺皆知的成语，虽然大众都会正确运用“病入膏肓”这个成语，但膏肓的本义在这里仍有科普的必要，其实“膏”指的是心尖脂肪，“肓”是指心脏和膈膜之间。由于古代医术不发达，当疾病到了膏肓位置时，用灸法起不了作用，用针刺够不着，内服汤药药力也不能到达这里，所以基本就没办法治了。因此也用来比喻事情发展到了无法挽救的地步。

18. 仓公诊籍

出处 西汉·司马迁《史记·扁鹊仓公列传》。

本义 《诊籍》是我国现存最早的医案，是一份详尽的病历资料，为西汉著名医学家淳于意（又称“太仓公”）所创。

解读 《诊籍》详细记录了太仓公治病过程中关于病状、病因、病机、脉象、治法、预后、疗效等方面的内容，共计25例，反映了淳于意严谨的治学态度和精湛的辨治技能，最难能可贵的是每案都对其发病机理进行了详细分析。

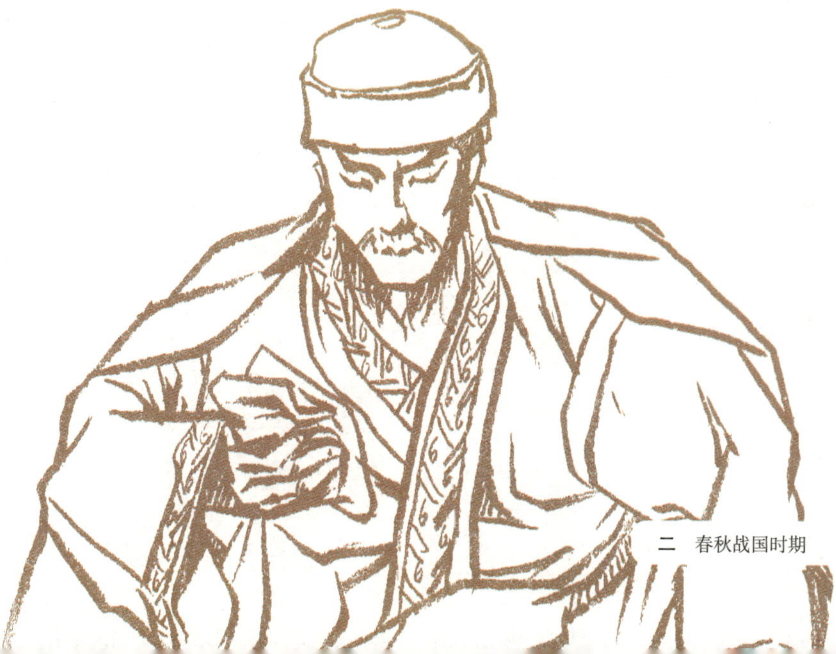

淳于意自青年时就爱好医学，拜医家公孙光为师学医，但一直没有悟到医之真谛。到西汉高后八年（公元前 180 年），又师从公乘阳庆。当时已是古稀之年的公乘阳庆在收下淳于意为徒后，把自己珍藏多年的医书全部传给了他，还向他传授了上下经、五色诊、奇咳术、揆度阴阳外变、药论、石神、接阴阳禁书。淳于意学习理论一年，第二年诊断治疗时居然有所悟，且疗效大增。三年后，淳于意的医术大有提高，他行医四方，为宫廷君臣和百姓治病，多有疗效，成为齐鲁一带的名医。可能正因为这样曲折但卓有成效的学医经历，让淳于意更加珍惜与患者之间的相处过程，便详细记录下来。

应用 诊籍相当于现在的病历，但现代病历系统依附于日渐发达的数字产业，已经标准作业程序化。在诊籍诞生的时候，医生并不是一种职业，仅仅是一个对患者负责的人，而患者也不是消费者，仅仅是一个身体抱恙的人，所以彼时的病历不仅有文献价值，还有更多的社会学价值，承载了人文，也为中医医史文献和基础理论研究提供了珍贵参考资料。

19. 釜底抽薪

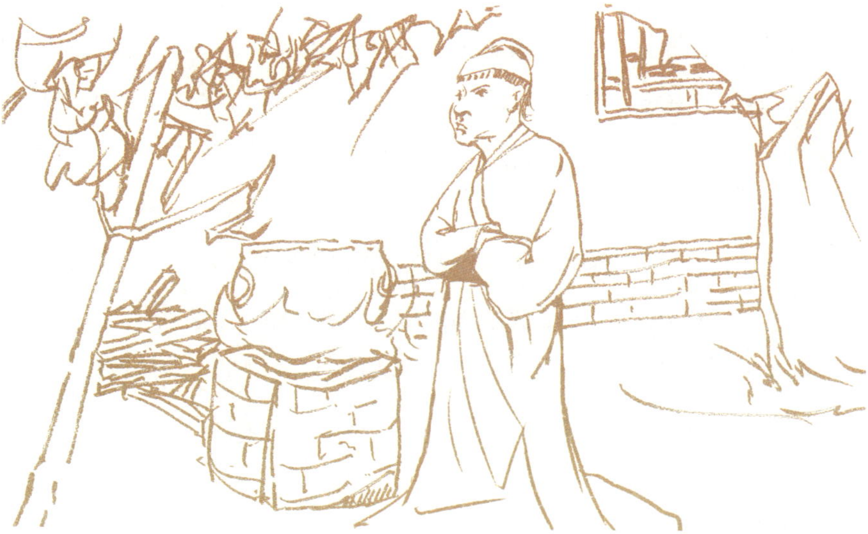

出处 东汉·班固《汉书·枚乘传》。

本义 釜底抽薪是一个汉语成语。釜底抽薪指把锅底正燃烧着的柴火抽掉，使其无法对锅内食物进行加热，比喻从根本上解决问题。釜底抽薪同时是中医的一种治疗方法，即从下泄热之意，用于中焦热盛之症。

解读 《汉书·枚乘传》:“欲汤之沧，一人炊之，百人扬之，无益也，不如绝薪止火而已。”这是枚乘在《谏吴王书》中的一个譬喻，是枚乘力劝吴王在酿成大祸之前悬崖勒马，及时改正错误所作之文，但因当时吴王濞还没有公开造反，所以枚乘的劝谏只能隐约其词，运用各种比喻来表达，可谓“长喻远譬，曲尽利害”。明代戚元佐在《议处宗藩疏》中引谚云：“扬汤止沸，不如釜底抽薪。”可见釜底抽薪是一种治本的方法。

中医“釜底抽薪”法是用苦寒通便的药物达到退热的目的，此法多适用于实热高烧不退者。如病人出现高热汗出、大便不通、腹胀、腹痛拒按，甚至胡言乱语、舌苔黄糙起芒刺、脉滑有力时，即使用此法。是病犹如锅下柴多火旺，则急需抽柴使火熄热退。釜底抽薪法常用的中药有大黄、芒硝、栀子等，将其配入清热泻火或养阴清热药中以通利大便，使热邪从下窍而解，达到去火退热之功效。与此同时，又可保护阴液不受损伤，好比防火太旺而将水烧干，故此法也称“急下存阴法”。方剂的使用如承气汤泻阳明腑实热，从大便出；导赤散清心与小肠湿热，从小便出；凉膈散清泻中上二焦湿热等。明清时期的温病学家尤其重视通腑祛邪，釜底抽薪之法。然而，上述釜底抽薪法，为柴多火旺之抽薪法；在临床上尚有一种釜底抽薪法，为柴多火微，需抽减柴薪，使气机疏畅，火力增旺之抽薪法，即以祛除病理产物为首义，如食积胃脘要先消食行气。

应用 临床中釜底抽薪法一般常用于肺、心、脾和肝四脏之实热（火）所致的头面五官疾患，常有便秘症状。由于“肾多虚，无实也”，因此，该法在肾系病证中一般不用，临床若有腑实之症状者，也可针对不同病情合理应用。还有一些与五脏无关，而表现为头、面、五官疾患属实热证者或有腑实之症状者也常用此法。釜底抽薪作为成语，使用的是其引申义，体现了中医从根本上解决问题的思路与方法，代表着标本兼治、治病求本的中医文化内涵，又有一种将寓于食物与加热食物的柴之间关系的共性寓于人体结构中的含义。

20. 阴平阳秘

出处 《素问 · 生气通天论》。

本义 阴平阳秘，是指阴阳达到“动态平衡”的状态。《素问·生气通天论》中记载：“阴平阳秘，精神乃治，阴阳离决，精气乃绝。”阴与阳相互对抗、相互制约和相互排斥，以求其统一。

解读 平衡是“阴平阳秘”重要的表征特性，而基于物质属性的生命体机能状态，其平衡态的实现显然有别于物理、化学的物质能量平衡，且其平衡并不能单纯用数或量上的相等来判断，而是以若干因素相互作用形成的不随时间变化而变化的状态为特征的稳态平衡。无论是内在平衡还是内外平衡，这种稳态平衡都存在着物质能量的流动和交互作用，但其不仅是一种数量平衡，更是

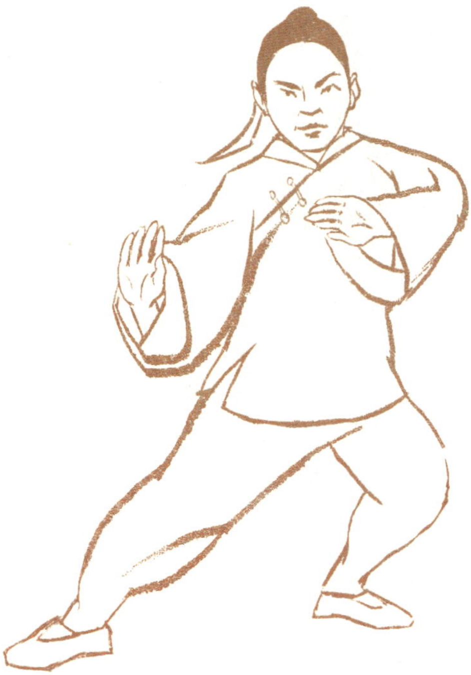

以阴阳对立、互根、互生、互用、相须、相使、消长、转化等一系列相互作用为基础的互动机制与互制机制之间的稳态平衡。中医认为，阳化气，阴成形，且阴阳又是可以相互转化的。在阴阳转化的机制中，阳的功能主要体现为“化”，人体元阳就是精化气的枢机所在。“化”就是要充分发挥“阳”的主导性和能动性，促使阴阳实现双向转化，进而实现二者的最佳适配性，这是一个无论阴精足与不足都需要不断地、不停地进行的动态调适过程，也是阴阳互动机制的具体体现之一。

应用 认识阴平阳秘的内涵并能将其运用至生活中，对秉性进行潜移默化，不仅能够更深刻和全面地理解身体和所谓生命的平和状态，更好地指导养生和疾病预防，还能对整个人生观起到一个积极的导向作用。把它应用于临床的辨证思维，也对理解疾病的本质有一定的启发。阴平阳秘这种至真至善的状态，不仅是中医孜孜以求的目标，还应该是整个医学界为人类大健康的达成所设置的理想模型。

21. 道法自然

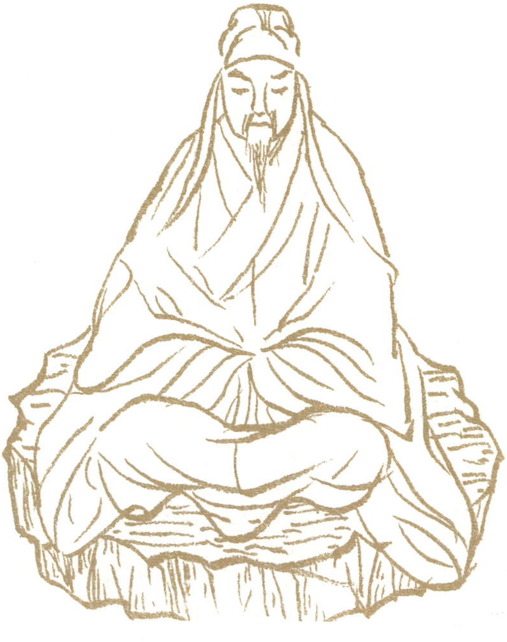

出处 《老子》。

本义 “道法自然”是道家的真谛，强调人道应同天道一样，顺乎万物之自然，遵从事物发展的必然趋势。“道法自然”的观点促进了中医基础理论和实践标准的形成。

解读 “道法自然”中“自然”是指自在之物、本来如此、自然而然。老子把“自然”视为“道”的内在法则、根本存在方式，肯定“道”的本性是纯任自然，强调宇宙和世界是完全按照自然而然的法则、自己如此的方式存在和活动的。老子把自然与无为联系起来，认为无为而自然；把自然与人为对立起来，认为任何人为都是对自然的破坏。因此，老子对人的最大要求就是因应自然，所谓“以辅万物之自然而不敢为”，即人道应同天道一样，顺乎万物之自然，遵从事物发展的必然趋势。“道”与“时”又相互渗透，相互包含。众所周知，“道”的本始含义为道路，引申又作为表示规律、法则的概念，古人把规律与道路联系起来，意谓规律有如必须循蹈的道路，其作用的发挥是一个由此至彼的时间过程。《素问·天元纪大论》说：“至数之机，迫迮以微，其来可见，其往可追。”“至数之机”即指道或规律发挥的玄妙作用；“其来可见，其往可追”，则在肯定世界可以认识的同时，表明道或规律要通过一个有来有去的时间序列显示出来。

应用 在传统中医学诊疗体系中，从病因病机、辨证论治到处方用药，无不彰显着道法自然、取象比类思维的妙处。道法自然思维是中国古人认知世界的主要思维方式，是一种对客体形态的再认识与内在实质的理解相统一的认识活动。中医运用道法自然来阐释阴阳、五行、藏象等中医经典理论，更用之来指导临床。道法自然虽然不是成语，但“道法自然”依旧是中国人的哲学根基。

22. 恬淡无为

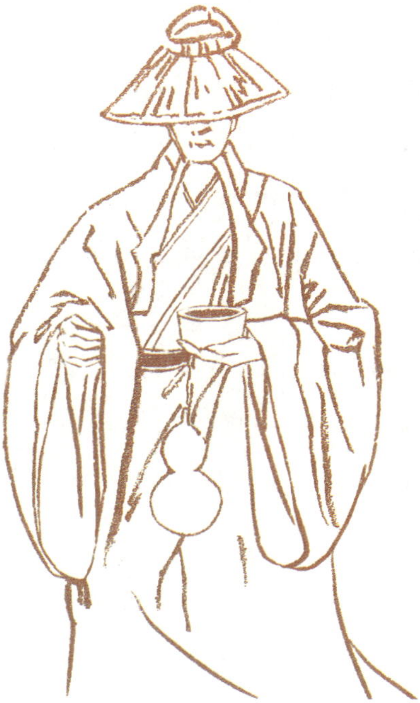

出处 《庄子》。

本义 心境清静自适而无所营求。

解读 “恬淡无为”是道家养生的重要内容，也是道家一贯追求的真理。“恬淡”是指心情淡泊，不追名逐利；“无为”是指顺应自然，不求有所作为。《庄子·刻意》:“夫恬淡寂漠，虚无无为，此天地之平而道德之质也。”意思是恬淡寂寞，虚无无为，这是天地之平易和道德之本质。在《黄帝内经》中“恬淡无为”的思想也体现得淋漓尽致。《素问·阴阳应象大论》言：“是以圣人为无为之事，乐恬淡之能，从欲快志于虚无之守，故寿命无穷，与天地终，此圣人之治身也。”《素问·上古天真论》言：“恬淡虚无，真气从之，精神内守，病安从来？是以志闲而少欲，心安而不惧，形劳而不倦，气从以顺，各从其欲，皆得所愿……所以能年皆度百岁而动作不衰者，以其德全不危也。”这里说明了“恬淡虚无”“清静无为”对养生的重要性。《素问·痹论》言：“静则神藏，躁则消亡。”静养，才能将神气内藏，达到清静内守的境界。如果反其道而行，“以酒为浆，以妄为常，醉以入房，以欲竭其精，以耗散其真，不知持满，不时御神，务快其心，逆于生乐，起居无节”，那么后果只能是“故半百而衰也”。

应用 当下，我们更是需要回归这样一种“恬淡”“清静”的境界，少一些忙碌，少一些名利，少一些争吵，保持身心健康，静静地品味生活，享受生命的快乐。

23. 见素抱朴

出处 《老子》。

本义 不为外物所累，保持纯洁朴实的本性。

解读 成语“见素抱朴”中的“素”原指没有染色的生丝，此处比喻纯洁的本质，“朴”原指未经加工的原木，此处比喻朴实的本性。素而不杂，朴而不散，则复乎性，外物不能惑而少私寡欲。《老子》有言：“绝圣弃智，民利百倍，绝仁弃义，民复孝慈，绝巧弃利，盗贼无有。此三者以为文不足，故令有所属，见素抱朴，少私寡欲。（绝学无忧。）”在《老子》所有传世和出土文献的版本中，这段文字是各有不同、各有倚重的，《老子》被后世学习传抄，也被不同的解读用作不同功用，所以不同版本在文本上相互之间是有出入的。《老子》原不分篇，也没有五千言和八十一章之说，此皆后人解读的产物，而“绝学无忧”在不同版本中其分章亦不同。在北京

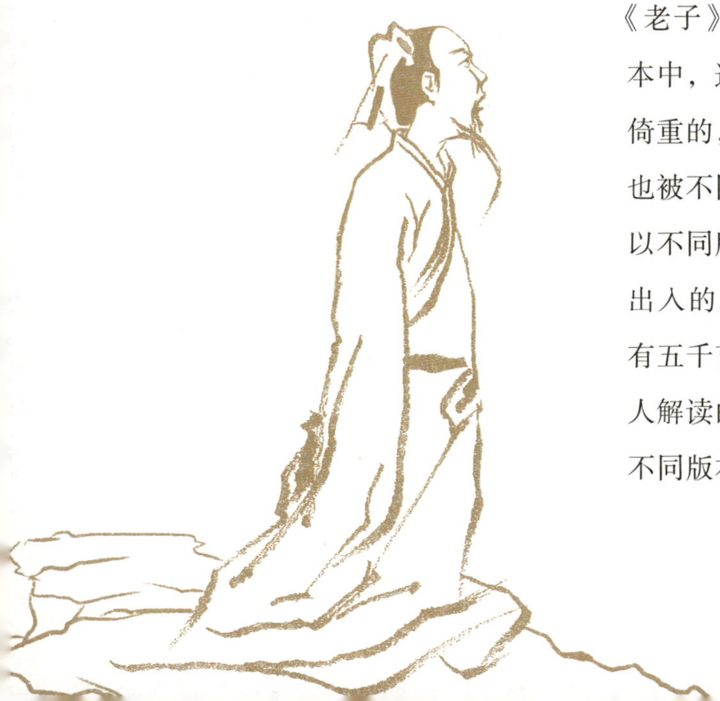

大学藏西汉竹简和郭店楚简中，“绝学无忧”确不与“见素抱朴，少私寡欲”在一章中。此处说几点与“见素抱朴”最为密切的内容，仅有郭店楚简本《老子》将“见素抱朴”记作“视索（素）保仆（朴）”：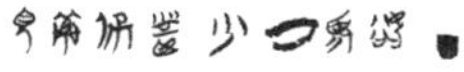（原版为自上而下书写的简书，最后的“墨钉”实则为句读符号），其余大部分版本皆作“见素抱朴”（傅奕本作“见素寰朴”）。在郭店楚简本《老子》中“视”和“见”二字很相像，上部皆是横目，而下部不同。“视”下部是“立人”状，“见”下部是“跪人”状，而“见素抱朴”使用的是立人状，则可推断其非“见”字。裘锡圭先生在考证甲骨文“见”与“视”时引用了郭店楚简本《老子》丙 5 号简“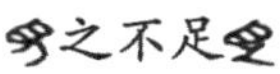”，其译文为“视而不足见”。由此可见，立人状和跪人状并非同一个字，用横目下人形的写法来区别“见”和“视”的办法在郭店楚简成书时出现将被放弃的趋势，但以人形为别，在当时仍属主流。暂不论这两种形状代表的是何字，其不同就说明了存在两种书写上词义的不同。这里介绍了一些文献学知识。除此之外，《黄帝内经》的养生观也是老庄恬淡无为思想的体现，《素问·上古天真论》提到“是以志闲而少欲，心安而不惧，形劳而不倦，气从以顺，各从其欲”与“见素抱朴，少私寡欲”一脉相承。

应用　“见素抱朴”“少私寡欲”的价值观是中国传统医学实践与先秦思想融合后形成的理论思想产物，其中蕴含的养生思想继承并发扬了道家内修精气神的养生观，对后世中医学的发展有较大的启发，对现代人的养生和治病亦有裨益。

24. 生长收藏

出处 《黄帝内经》。

本义 “动静相宜”是我国传统医学治未病的特色，结合四季的更迭变换养生的方式，即在不同的季节里有不同的养生方法，因时制宜，在这种养生大法的指导下一人一方，因人而异。

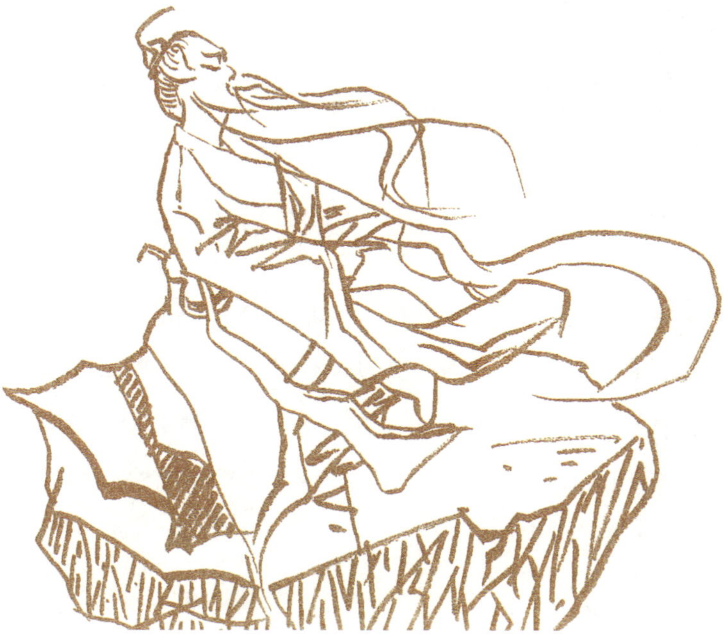

解读 一年之中，春生夏长，秋收冬藏，《黄帝内经·四气调神大论》中给出了四季的养生原则。只有顺应自然物候的更替和变化，才能真正做到合理养生、益寿延年。

春季的三个月，是大自然推陈出新的季节。天地都生机勃勃，万物都欣欣向荣。这时，人们应该夜卧早起，早晨起来在庭院中漫步，使身体舒展，让思想解放。生育万物而不滥杀滥伐，多施与，少索取，是顺应春季节气的养“生”之道。

夏季的三个月，是草木繁盛的季节。这时，天气下降，地气上腾，阴阳交合，草木开花结果，长势旺盛。人们应该夜卧早起，不要厌恶白天太长，要保持心情愉悦顺畅，要使自己的精神应和草木勃发的节奏，使气得以通畅宣泄，从而享受到身外世界生机勃勃的乐趣，这就是顺应夏季节气的养“长”之道。

秋季的三个月，是万物成熟、气息收敛的季节。这时，天高气爽，地气清明。人们应该早睡早起，使自己内心保持宁静，以避免秋季肃杀之气的侵害，这就是顺应秋季节气的养“收”之道。

冬季的三个月，是归藏的季节。这时，生机潜伏，万物蛰藏。人们不要轻易地扰动阳气，而应该早睡晚起，等到阳光普照时再起床，要让自己的气深藏不露。要趋暖避寒，不要损失了阳气，这就是顺应冬季节气的养“藏”之道。

应用 所谓的“春生夏长”“秋收冬藏”，同样适用于现代养生学，春夏养阳，秋冬养阴。春季要升发、悠然、缓和，夏季要调摄生气、疏泄得当，秋季要平静、淡然、收敛，冬季要养精蓄锐、休养生息。四季养生可以与现代医学的营养学相结合，二者相辅相成共同为人类健康服务。

25. 相生相克

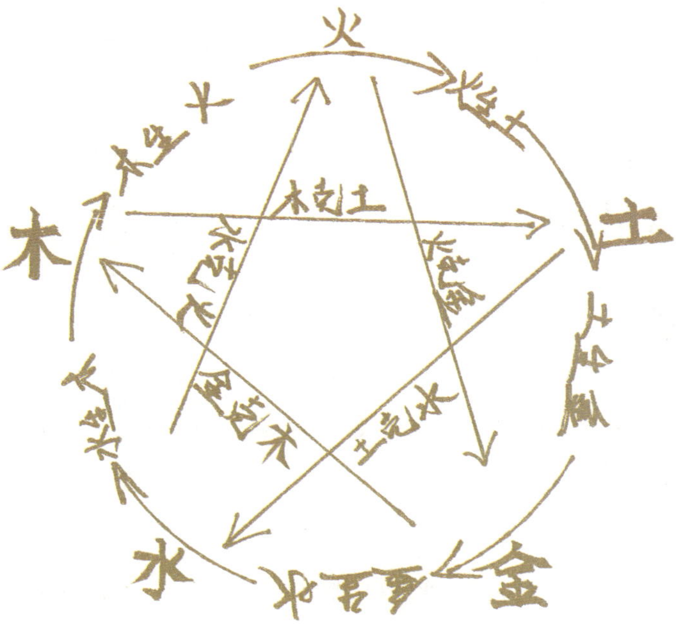

出处 《黄帝内经》。

本义 金、木、水、火、土在运动变化过程中产生的制化规律。五行之间这种生中有制、制中有生、相互生化、相互制约的生克关系，称为“制化”。其规律的具体内容是：木克土，土生金，金克木；火克金，金生水，水克火；土克水，水生木，木克土；金克木，木生火，火克金；水克火，火生土，土克水。

解读 “相生相克”出自《五灯会元》卷四十六：“便有五行金木，相生相克。”“五行”作为中国古人朴素的辩证唯物的哲学思想，多用于哲学、中医学等方面。五行的相生相克，是先验指导经验，经验体现先验的理论成果，是善于用象数模型进行思维构建的中国人总结出的自然规律。它的原始观点并非唯心的胡诌，相反则为中国最朴素的辩证唯物思想。寰宇之间，五行相生相克、转化，衍生万物；六合之内，阴阳相辅相成、冥合，孕育一切。

五行学说是中国文化重要组成部分。五行的相生相克关系可以解释事物之间的相互联系。“相生”即相互滋生和相互助长。相生关系又可称为“母子关系”，如木生火，也就是木为火之母，火则为木之子。“相克”即相互克制和相互约束。

应用 中医学将天人合一寓于一体，而同时一个人的身体也不是孤立的，脏腑经络相互联系，也是一个整体，这两个系统在运转形式上是一致的。五脏与五行的对应关系是肝属木，心属火，脾属土，肺属金，肾属水。肝木藏血以济心火，心火之热以温脾土，脾土化生水谷精微以充肺金，肺金清肃下降以助肾水，肾水之精以养肝木，这说明了五脏之间的相生关系。从五脏之间的相互制约来看，肺气清肃下降，可以抑制肝阳上亢，即金克木；肝气条达，可以疏泄脾土的郁滞，即木克土；脾的运化，可以避免肾水的泛滥，即土克水；肾水的滋润，能够防止心火的亢烈，即水克火;而心火的阳热，可以制约肺金清肃的太过，即火克金。五行是天人之桥，可以使人体的五脏、六腑、五体、五官等与自然界的五方、五季、五味、五色产生一种内在的联系，运行在天人合一的系统中。成语“相生相克”引申为一种辩证关系。

26. 七情六欲

出处 战国·吕不韦集合门客共同编写的《吕氏春秋》。

本义 “七情”，按儒家的观点指喜、怒、哀、惧、爱、恶、欲，按佛教的观点则指喜、怒、忧、惧、爱、憎、欲。而中医认为“七情”属于情志，是怒、喜、思、悲、恐、惊、忧，但中医的情志并不包含“六欲”。“七情”“六欲”相提并论，是因为“六欲”经常是情绪的源头。

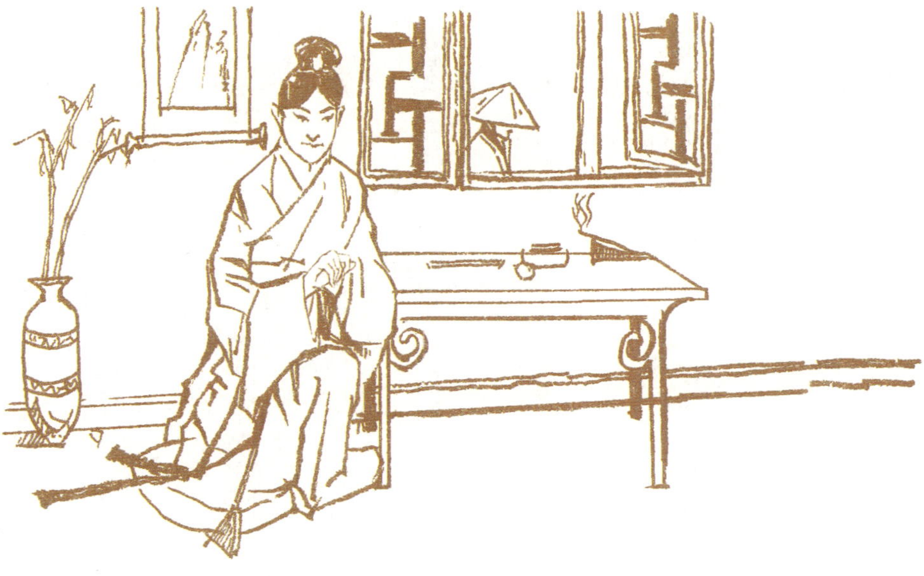

解读 《吕氏春秋》中首先提出“六欲”的概念：“所谓全生者，六欲皆得其宜者。”可见“六欲”是泛指人的生理需求或欲望。后来有人把这概括为“见欲、听欲、香欲、味欲、触欲、意欲”六欲。但佛家认为“六欲”是指色欲、形貌欲、威仪姿态欲、言语音声欲、细滑欲、人相欲，基本上把“六欲”定位于常人对异性天生的六种欲望。“金元四大家”之一的刘完素对“六欲”的医学含义做了初步的界定，“如六欲者，眼耳鼻舌身意也”。刘完素除了明确“六欲”的词义，同时也对以“六欲”为代表的情志疾病的病因病机做了相关阐述。《素问玄机原病式》中言“六欲七情，为道之患，属火故也”。他认为“火热”是“六欲为病”的重要病因。刘完素认为“六欲”作为人的身体器官及意识对外界的反应，是由生理、心理、思维和社会环境自然产生的，属于正常的情志活动。但欲望如不加节制，变成贪欲，便可为病。古人告诫要节欲、控欲、寡欲，因为这些疾病的根本在“六欲”上。

应用 中医认为，人有七情，正常的精神活动有益于人们的身心健康，而异常的精神活动会对人们的身心健康起到反作用。“六欲”作为人的精神活动，对人的身体状况有很大的影响。正常的情欲状况可以使人心情舒畅，人的身体情况会保持在一个良好的状态下，而如果人们对欲望不加节制，甚至让其变为贪欲，那么不仅会引发心理上的疾病，而且还会进一步影响到人的生理健康。

27. 心主神明

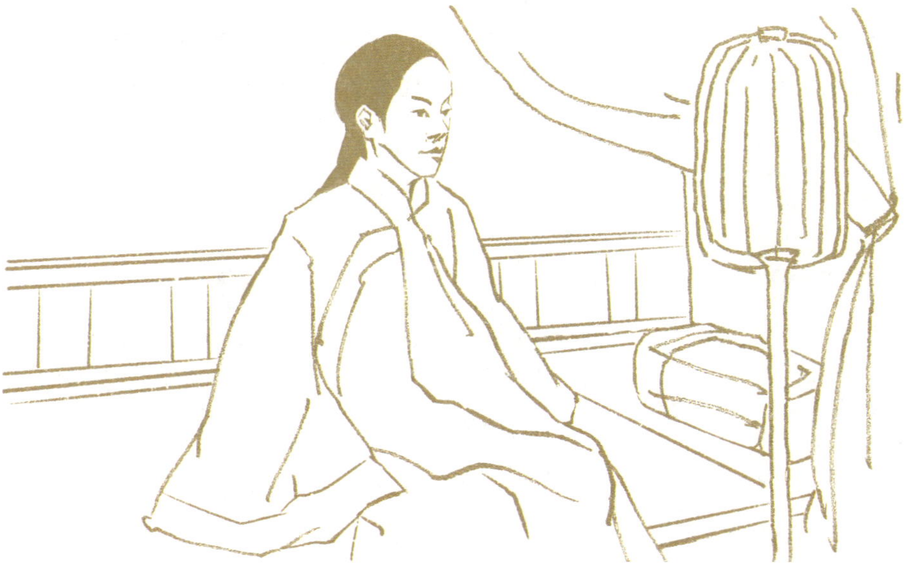

出处 《黄帝内经》。

本义 中医学上的“心”是君主之官，主管人的精神意志、思维活动。

解读 《素问·灵兰秘典论》记载：“心者，君主之官也，神明出焉。”《素问·调经论》记载：“夫心藏神，肺藏气，肝藏血，脾藏肉，肾藏志，而此成形。志意通，内连骨髓，而成身形五脏。五脏之道，皆出于经隧，以行血气。血气不和，百病乃变化而生，是故守经隧焉。”《素问》中的两段文字解释了心与神的关系，以及心统神在人的行为和秉性上的作用。

心通过藏神内连骨髓，以成藏之形，五脏之间通过经隧气血成为一个统一的藏象，人体脏腑经络，均有各自不同的功能，而各种功能之间的协调合作，则有赖于心神的主宰。《素问·移精变气论》所言："得神者昌，失神者亡。"足见心主神明的重要性。张介宾用"聪明智慧，莫不由出"来解释"心"的功能，即负责人的意识、情结的产生和人格的形成，但并不单纯强调"我"的功能。

心与神联系紧密，很多成语经常心神并提，如宋代欧阳修在《祭杜祁公文》中言："自公之丧，道路嗟咨。况于愚鄙，久辱公知；系官在朝，心往神驰，送不临穴，哭不望帷。"心往神驰的这种状态的体现即心主神明。《庄子·在宥》有言："解心释神，莫然无魂。"即释放心神，无所计较，抛却一切意念。唐代成玄英疏："解释，遣荡也。"解和释用作心和神的动词，将心神并举，指代心主神明所产生的一切精神产物。

应用 心神相通，处变不惊，不沉溺外物，不执着，淡泊处世，追求精神上的绝对自由，逍遥自在。《内观经》有云："其神也，非青非黄，非大非小，非短非长，非曲非直，非柔非刚，非厚非薄，非圆非方。变化莫测，混合阴阳。大包天地，细入毫芒。制之则正，放之则狂。清净则生，浊躁则亡。明照八表，暗迷一方。但能虚寂，生道自常。永保无为，其身则昌也。以其无形，莫之能名，祸福吉凶，悉由之矣。"悉数总结了神的性质。这段文字虽然体现了道家修身养性的观点，但依旧有供现代养生学习的地方，如清静则肾水压制住心火，一切处于平静，浊躁则心火过旺，肝木损而肺金伤，魂飞魄散，六神无主。《遵生八笺》有云："心静可以固元气，百病不生，百岁可活。"所以说，养生可先保养心神，做到心情舒畅、劳逸适度、神游自在，才能有效地增强体质，达到身心平衡和谐的状态。人的生理和心理健康状态密不可分，神寓于形，形统于神。神伤则形伤，神亡则形亡。精神衰败，必显于形，体现于外则两目无神、面色无华、四肢乏力、饮食纳差、体形瘦削等。由于人体精神是由心神来主宰的，志、意、魂、魄皆归心神统辖，故有"心神乃形之大主"之说。因此，调养心神也就成为调摄形体的关键。也基于此，中医养生注重养心神。

28. 剖胸探心

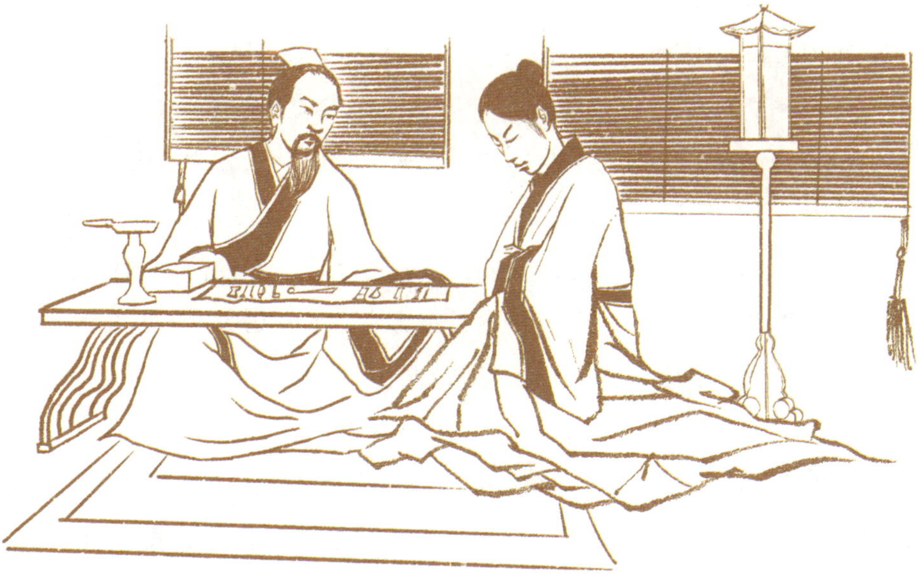

出处 《列子 · 汤问》。

本义 剖开胸腔找到心脏，源自扁鹊换心的典故。

解读 鲁国的公扈和赵国的齐婴两人有病，一起去找名医扁鹊给他们治疗，两个人痊愈了以后，扁鹊对公扈和齐婴说："汝曩之所疾，自外而干府藏者，固药石之所已，今有偕生之疾，与体偕长，今为汝攻之，何如？”扁鹊推断并告知患者病因，即二人先前的病从外侵入内脏，本来用药物和针石就可以治愈。但这二人皆有与生俱来的病，它和身体一起生长，需要从根本治疗方可痊愈。两个人很疑惑，扁鹊对公扈说：“汝志强而气弱，故足于谋而寡于断。齐婴志弱而气强，故少于虑而伤于专。若换汝之心，则均于善矣。”即你的心志刚强而性格柔弱，计谋虽多，却缺乏决断；齐婴心志柔弱而性格坚强，缺乏计谋且又过于专断。如果对换你们的心，你们都能好了。扁鹊就给他们喝了毒酒，让他们昏迷了三天，接着剖开他们的胸膛，取出他们的心脏，对换了过来，再喂给他们能够苏醒的神药，两人就醒了，和从前一样健康，于是二人告别扁鹊回去了。公扈回到齐婴的家，妻子、儿女却不认识他。齐婴回到公扈的家，妻子、儿女也不认识他。两家人因此打起了官司，求扁鹊来分辨缘由。扁鹊说明了此事发生的原因，官司才得以解决。

这是一则充满神奇色彩的典故，内容虽然经不起任何医学理论的推敲，但条理和逻辑十分清晰，阐述了心与性格的密切关系，从中我们也可以看出中医并不是将心简单当作一个器官。

应用 对于古人而言，剖胸探心是一种想象中的治疗方法，这则寓言借扁鹊之名，用换心比喻以告诫每个人，人都有自己的长处和短处。中医学有藏象学说，藏象学说是以五脏为中心的一种整体观，主要体现以五脏为中心的人体自身的整体性及五脏与自然环境的统一性两个方面。“藏”是指藏于体内的内脏，“象”是指表现于外的生理、病理现象。张景岳所著《类经》有言：“象，形象也。藏居于内，形见于外，故曰藏象。”在藏象学说中，心的生理功能不仅包括心、血、脉在内的完整的循环系统，还包括主宰精神、意识的思维活动。《素问·六节脏象论》：“心者，生之本，神之变也，其华在面，其充在血脉。”即是对心的主要生理功能的简明概括。

29. 五谷为养

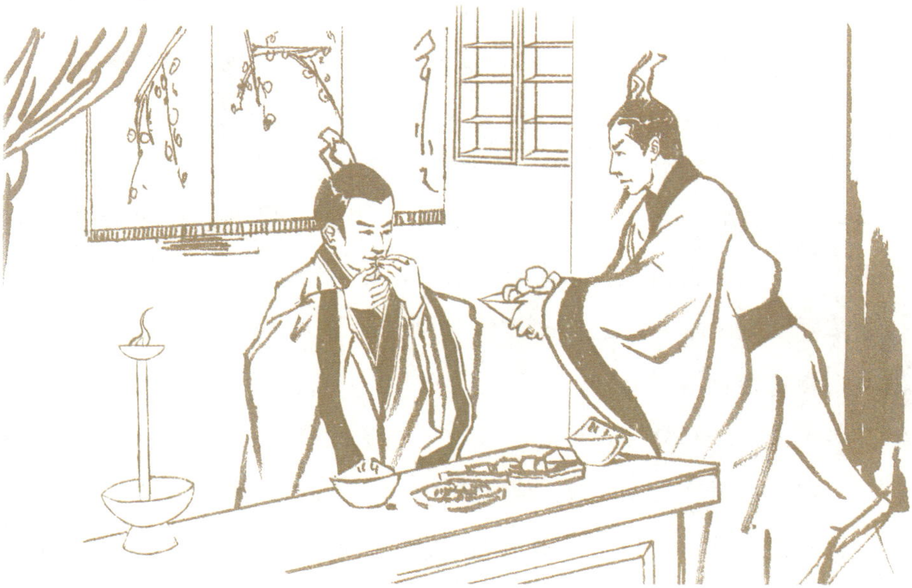

出处 《黄帝内经》。

本义 谷物是人们赖以生存的根本。

解读 在世界饮食科学史上，最早提倡平衡饮食观点的是中国。《素问》已有“五谷为养，五果为助，五畜为益，五菜为充，气味合而服之，以补精益气”及“谷肉果菜，食养尽之，无使过之，伤其正也”的记载。“五谷为养”是指黍、稷、菽、麦、稻等谷物作为养育人体之主食；“五果为助”系指枣、李、杏、栗、桃等水果、坚果，有养身和健身之功；“五畜为益”指牛、犬、羊、猪、鸡等禽畜肉食，对人体有补益作用，能增补五谷主食营养之不足，是平衡饮食的主要辅食；“五菜为充”则指葵、韭、薤、藿、葱等蔬菜最后作为整个食谱的补充。

应用 现代营养学认为，只有全面而合理的膳食营养，即平衡饮食，才能维持人体的健康。《中国居民膳食指南》认为人类需要的基本食物可以分为 5 大类：谷薯类、蔬果类、动物性食物、大豆坚果类和油脂类。中国以江浙沪地区为代表的江南地区膳食：以米类为主食，新鲜蔬果摄入充足，动物性食物以猪肉和鱼虾为主，鱼虾类摄入相对较高，猪肉偏低，烹饪清淡少油少盐，比较接近理想膳食模式。这与《黄帝内经》“五谷为养，五果为助，五畜为益，五菜为充”所涵盖的食物种类基本一致，但二者理论基础实则是不一样的。营养学的观点是在化学实验和临床实验的基础上将食物转化为营养素的含量得出的结论，而中医学是从整体观念出发，将人体本身和外界环境看作完整的系统而得出的结论。现代医学的营养学和中医理论殊途同归，但其中所蕴含的身体观和疾病观是不同的。当自我审视从外部转移到内部，人们的自我追求便产生变化，体现在审美观和价值观的不同。现如今更多人追求形体优美，很多不同理论指导下的饮食指南便应运而生，比如低碳水饮食、生酮饮食等，但任何观念都要有分寸，不可过于极端，每每陷入平台期或者情绪低落时，不妨转向中医，调节一下身心健康。

30. 茅塞顿开

出处 《孟子·尽心下》。

本义 比喻马上开悟，忽然明白，多用于形容一时想不到合适办法的人突然想通了，找到了解决办法，有一种疏通、开解之貌。

解读 “茅”指茅草，“塞”指堵塞，“茅塞”比喻人思路闭塞或不懂事；“顿”指立刻；“开”指开通，通顺。该成语比喻原来心里好像有茅草堵塞着，现在忽然被打开了，形容思想忽然开窍。《孟子·尽心下》有言：“山径之蹊间，介然用之而成路；为间不用，则茅塞之矣。今茅塞子之心矣。”意为山间的小径，经常有人行走便踏成了一条路；过一段时间没有人去走它，就又会被茅草堵塞了。现在茅草也把你的心堵塞了。此句是

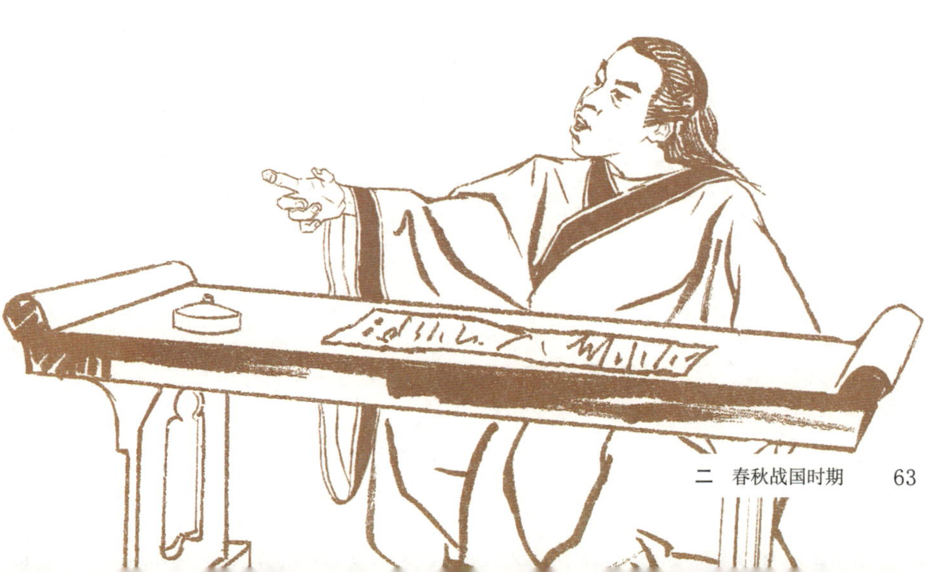

孟子用来开导学生的话，他拿不常走就被茅草堵塞的小路比喻学生不开悟的内心。《三国演义》第三十八回："先生之言，顿开茅塞，使备如拨云雾而睹青天。"《西游记》第六十四回："我身无力，我腹无才，得三公之教，茅塞顿开。"茅塞顿开皆指不理解、想不通很久后的豁然开朗。

应用 中医中有开窍之药，凡具辛香走窜之性，以开窍醒神为主要功效，用于治疗闭证神昏的药物，均称作开窍药。开窍药味辛、芳香，善于走窜，皆入心经，有通关开窍、启闭回苏的作用，主要用于治疗温病热陷心包、痰浊蒙蔽清窍之神昏谵语。开窍药皆入心经，所以言及"开"这个动词，都关涉中医中的"心"。人们就用茅塞之心比喻心窍不开。如果心窍突然开了，就叫"茅塞顿开"，并用茅塞顿开形容一下子打开了思路，懂得了某种道理，获得了某种知识，或者悟到了某种真理。生活中很多时候，我们会很容易被眼前的障碍所蒙蔽，如果能从当前的环境脱离出来，从一个新角度去解决问题，也许就会柳暗花明、豁然开朗。心被茅草堵住比喻人的心中有所负担，如果一个人从早到晚都被杂事所累，心中堵塞，那么心情的不舒畅不仅影响人的心理健康，还会影响人的身体健康。如果思路忽然打开，那么人的心情会舒畅，对人的身体健康也有积极影响。

31. 楚王吞蛭

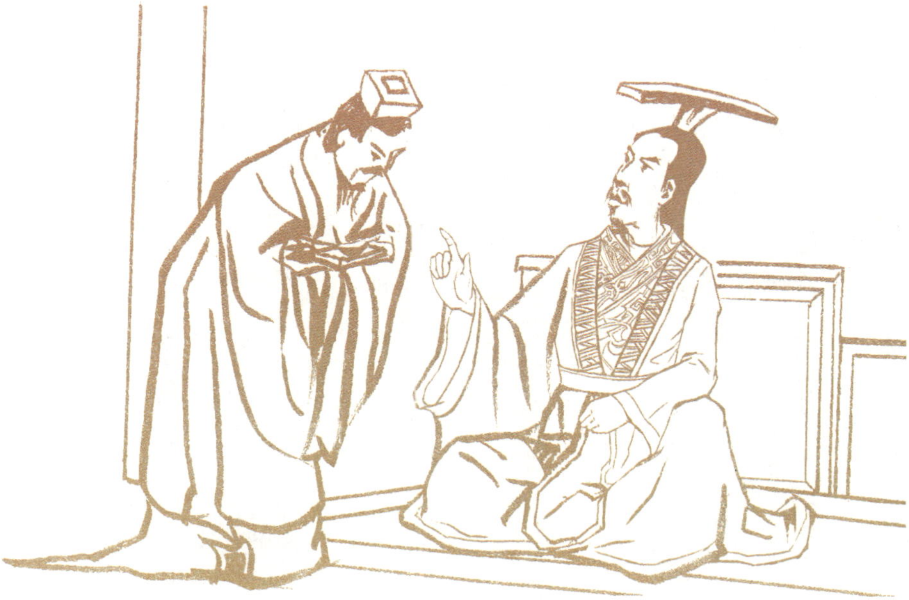

出处 西汉·贾谊《新书·春秋》。

本义 楚王无意中吞下水蛭，却因此治愈自己的血瘀证。

解读 《新书·春秋》载："春秋楚惠王（一说楚庄王）食寒菹，有蛭，恐司厨者获罪，乃暗吞之。"春秋楚惠王（一说楚庄王）在用膳时，发现了一条活的水蛭。惠王担心饮食安全问题被发现，追究责任，按律相关人员都要被处死，便硬生生地把水蛭吞进了肚子里。之后的几天，惠王腹痛难忍，连饭都吃不进去。令尹到宫里去询问病情，惠王把吞蛭的事告诉了他。令尹听后疑虑解开并向惠王道贺："您有这样的德行，就连上天也要保佑您,您会痊愈的。"当天晚上,惠王如厕,把那条水蛭排了出来，不仅腹痛的病全好了，连困扰他很久的心疾也痊愈了。这除了因为水蛭本身是一味破血通经、逐瘀消症的良药，还得益于他明智而忠信、宽厚而爱人、尊贤而重士的秉性。后来人们用这个故事赞扬体恤和宽待下属或部下的领导者。

应用 楚惠王体恤臣子而吞蛭，不料却因此治愈自己的积血之症。后世医家在这个典故的基础上进一步思考，推测水蛭具有药用价值，认为惠王所患的心腹胀痛病是瘀血阻滞所致，于是将水蛭晒干，试治了一些有瘀血积聚、心腹胀痛的病人，结果证明水蛭确有破血逐瘀的功效。

32. 君子三戒

出处 战国《论语·季氏》。

本义 “戒”指戒规、戒律。君子有三条戒规：少年时戒诱惑；壮年时戒殴斗；老年时戒贪图。

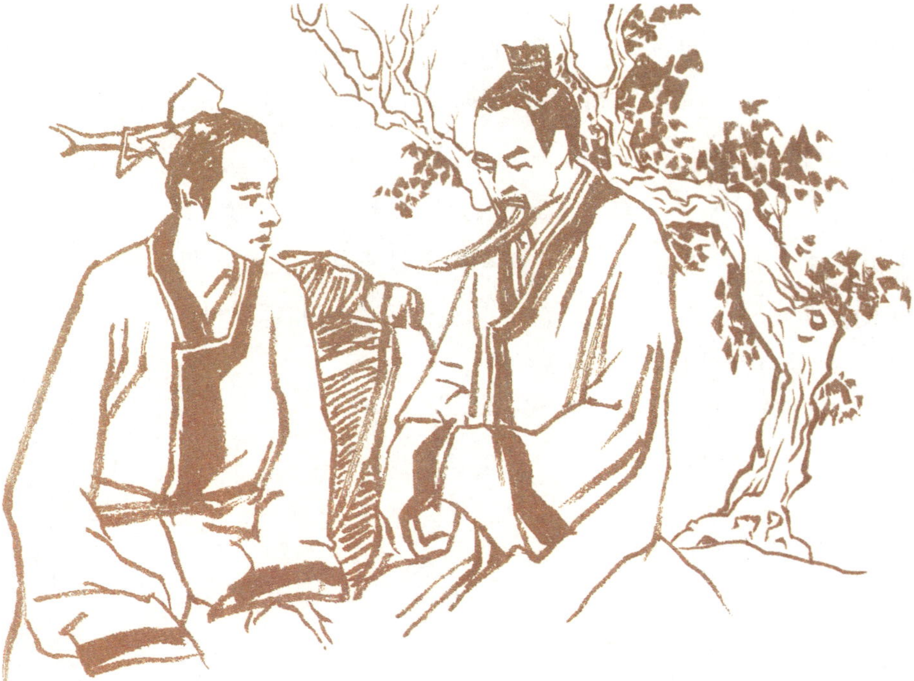

解读 孔子曰："君子有三戒：少之时，血气未定，戒之在色；及其壮也，血气方刚，戒之在斗；及其老也，血气既衰，戒之在得。"意为君子有三种事情应引以为戒：年少的时候，血气还不成熟，要戒除对女色的迷恋；等到身体成熟了，血气方刚，要戒除与人争斗；等到老年，血气已经衰弱了，要戒除贪得无厌。想成为一个志趣高尚、形与神俱、终其天年的人，就必须做到"君子三戒"。古人重视养生，君子三戒准确地抓住了不同年龄段人的弱点，强调可以通过一定的方法来防止血气失衡带来的不良影响，开创了中国传统养生法中的"戒断养生"之先河。少年时，肾气日盛，虽然具备了生育能力，但生理结构尚处于发育期，血气未宁定，过早沉湎色欲之中，会影响身体的正常发育，而且对日后的健康状况都会产生影响。青壮年时期，血气方刚，身体发育完全，精力充沛，易怒好斗，应注意调节情绪，克服争强好胜的心理状态。人在进入老年时，血气衰落，机体的各种生理功能减退，体力与精力随之下降，更要警诫自己不要贪得无厌，无所节制。所以，对于老年人来讲，最好的晚年生活是清净自在，这种清净并不是放弃爱好，为了休养生息而不去下棋、钓鱼、跳广场舞，而是从内而外地平和，不外求名利。

应用 "君子三戒"既是现代养生指南，又是修身养性之道，像"生长化收藏"的四季养生一样，是一种通过不断变化方式调整身心健康状态的养生方法，尤其适用于越来越失去安全感和确定性的现代都市人，是一种通过戒律回归自己的修行方法。

33. 卫生之经

出处 战国《庄子·庚桑楚》。

本义 老子关于疾病和养生的基本观点。

解读 南荣趎以“生病者能说出自己的病情，然而使生病的人生病的东西却是从不生病的”的疑问求教于老子，老子回复他：“卫生之经，能抱一乎？能勿失乎？能无卜筮而知吉凶乎？能止乎？能已乎？能舍诸人而求诸己乎？能翛然乎？能侗然乎？能儿子乎？儿子终日嗥而嗌不嗄，和之至也；终日握而手不掜，共其德也；终日视而目不瞬，偏不在外也。行不知所之，居不知所为，与物委蛇而同其波。是卫生之经已。”这就是老子著名的“卫生之经”，或者说是老子对生命本身的看法，这段话的意思是保养生命的常理，能持守真道、精一不二吗？能不失却天赋真性吗？能不求助于卜筮而知吉凶吗？能对外物的追求适可而止吗？能知足不贪得无厌吗？能断开依附于他人才能存在的联系而真正寻求自身的完善吗？能无拘无束自由自在吗？能顺从外物，心无执着吗？能像初生的婴儿那样天真无邪吗？婴儿整日啼哭，声音却不嘶哑，这是因为音声和谐；婴儿整天握着小手手指却拳曲，这是因为听任小手自然地握着乃是婴儿的天性与常态；婴儿整天瞪着眼睛却不眨一下，这是因为精神内守而不滞于外。行走起来不为目的地，安处一隅不为达成所愿，随遇而安，顺应自然，这就是安养生命的常规了。老子所说的“卫生之经”就是保养生命的法则。可以看出，老子、庄子的养生理论核心就是顺乎自然、返璞归真、清静无为。老子、庄子主张一切顺乎自然，去物欲以养形，致虚静以养神，形神不亏，便可长生。老子、庄子这种修身养性的观点对中医的理论也产生了深远的影响，如《素问·上古天真论》:“志闲而少欲，心安而不惧，形劳而不倦，气从以顺，各从其欲，皆得所愿。”《素问·脉要精微论》:“故持脉有道，虚静为保。”

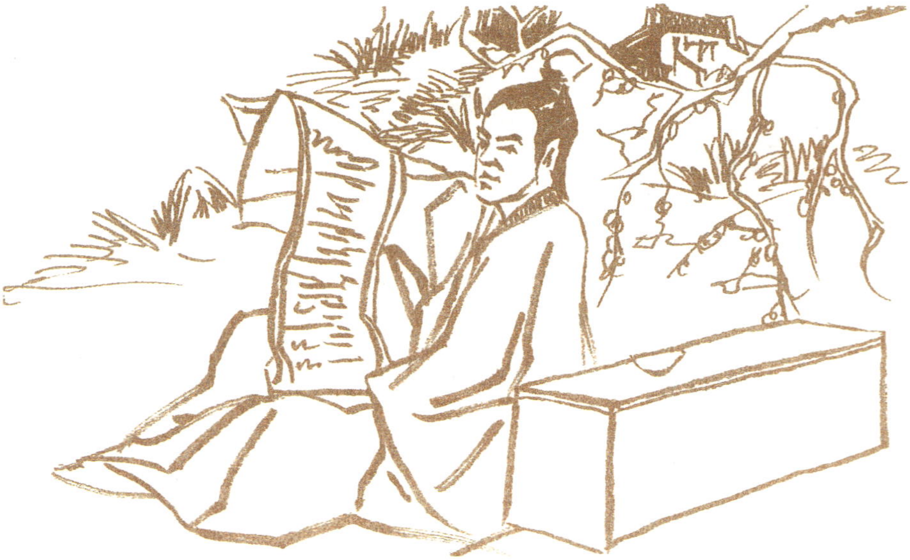

应用 “卫生之经”中的“卫生”并不是指现代汉语中的“卫生”。“卫生之经”不从生理健康处论，而是从超脱于心理和生理的“道”处论证。自老子提出“卫生之经”的相关理念已经过去几千年，但我们从中依然可以获得指导现代生活的“真经”，其不仅仅用作养生，还可以作为座右铭而指导探寻内心世界，做更好的自己。

34. 以毒攻毒

出处 《黄帝内经》。

本义 作为中医用语，“以毒攻毒”指用含有毒性的药物治疗毒疮等恶性病。作为汉语成语，也比喻利用不良事物本身的矛盾来反对不良事物，或利用恶人来对付恶人。

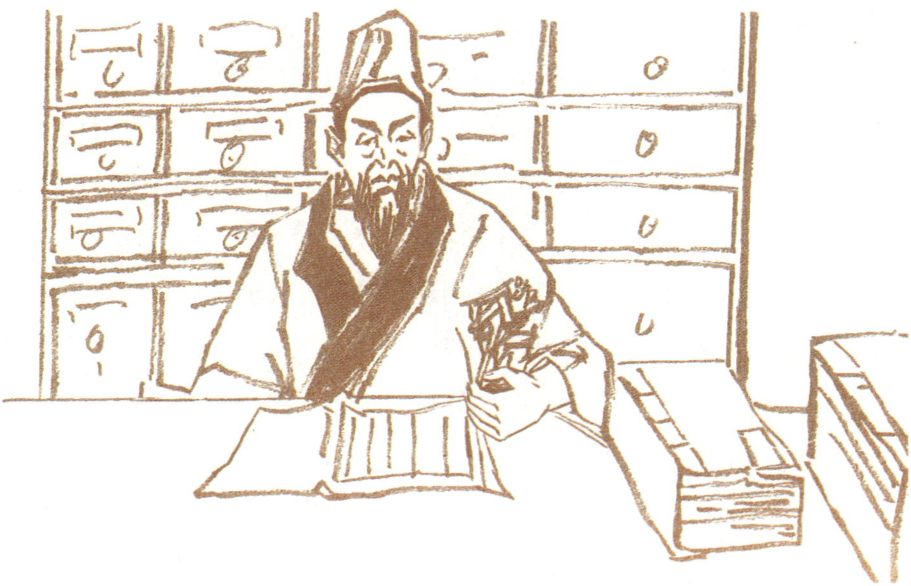

解读 明代陶宗仪所著的《辍耕录》卷二十九："骨咄犀，蛇角也，其性至毒，而能解毒，盖以毒攻毒也。"用有毒之物治病反能解毒。宋代罗泌所撰的《路史·有巢氏》："岐雷俞扁不惟参苓之养性也，而劫痼改积，巴菽殂葛犹不得而后之以毒攻毒，有至仁焉。"有时候人参、茯苓不及一剂"毒药"治愈得快。在《黄帝内经》中，毒主要有两重意思。第一是病因之"毒"，当外邪侵入人体，体内会产生致病的"毒"，分别为风、寒、暑、湿、燥、火，又称"六淫"。第二是中药之"毒"，如《素问·异法方宜论》："西方者，金玉之域，沙石之处，天地之所收引也。其民陵居而多风，水土刚强。其民不衣而褐荐，华食而脂肥，故邪不能伤其形体，其病生于内。其治宜毒药，故毒药者，亦从西方来。"此处毒药泛指中药。所谓"以毒攻毒"其实只是中医的一种治疗原则，前一个"毒"字指的是药，后一个"毒"字指的是证，即证候，是对疾病过程中某一阶段或某一类型的病理概括，一般由一组相对固定的、有内在联系的、能揭示疾病某一阶段或某一类型病变本质的症状和体征构成。证候是病机的外在反映；病机是证候的内在本质。我国传统医学中素有"以毒攻毒"的经验法则，这是先民们的智慧在传统医药学上的体现。

《黄帝内经》关于"以毒攻毒"的间接论述指的是治病要用具有性味偏性的"毒药"的观点，如《素问·汤液醪醴论》也说，"必齐毒药攻其中，镵石针艾治其外"。而随着医疗经验的积累、医学理论体系的发展，"毒"则通常用来表示药物的毒性或者疾病的严重程度，也可作为病因的一种加以讨论。唐代典籍中就有运用以毒攻毒方法的实例：如柳宗元在《捕蛇者说》一文中就记有"腊之以为饵，可以已大风、挛踠、瘘疠，去死肌，杀三虫"的事，是对永州毒蛇治疗多种疾病功能的记载。清代医家赵学敏所著的《串雅》是中国医学史上第一部有关民间走方医的专著。走方医又名铃医、草泽医、走医。他们多以游乡串户、看病卖药的方式服务于老百姓。赵氏在《串雅·原序》中感叹走方医社会地位低下的同时，高度评价走方医的验方之疗效，他认为“顶、串诸术，操技最神，而奏效甚捷”。所用药物“山村、僻邑仓卒即有”，随取随治，十分便捷，治法具有“简、验、便”的特点，“治外以针刺、蒸、灸胜，治内以顶、禁、截胜”。走方医的治法多为“以毒攻毒”。在我国医学发展的历史背景下，“以毒攻毒”现多指在用药安全的前提下，可用某些具有毒性的药物来治疗恶疮肿毒、疥癣、瘰疬瘿瘤、癌肿癥瘕等病情较重、顽固难愈的疾病，以期提高治疗效果。

应用 《神农本草经》之下品为“毒”药，详细记录了疗疾所用的“毒药”的类目和作用。随后以毒攻毒的理论进一步发展，诞生出许多以毒攻毒的具体治疗方法，如走方医的“治外以针刺、蒸、灸胜，治内以顶、禁、截胜”等，以抗肿瘤中药为例，抗肿瘤中药中有一类药性峻猛、毒性剧烈，用以治疗肿瘤邪毒壅盛的药物。而邪毒瘀结病体是肿瘤病的共同病理特征。毒陷邪深，非攻不克，因此历代医家及民间流传治疗癌症的方药大多属于这一类，以毒性药物治之，可直达病所，起到攻坚蚀疮、破瘀散结、消肿除块之效。如今，“以毒攻毒”疗法已成为世界范围内医学界共同关注的方法，并且被广泛运用于一些毒病、大病、危病、急病、重病、难病、顽固性疾病的治疗中，均显现出明显的疗效和珍贵的临床研究价值，但依旧有待于进一步整理和研究。其义后来也被经常提及并沿用为成语，引申为利用坏人、坏事之间的矛盾使其自取灭亡，比如例句“与其和敌人正面冲突，不如使他们互相内斗，耗损战力，这是以毒攻毒的高招”，正是这种用法的表述。

35. 无病自灸

出处 战国《庄子·盗跖》。

本义 比喻自找苦吃或自寻烦恼。

解读 寓言中，庄子虚构了孔子不顾贤人柳下季阻止，去劝柳下季的弟弟江洋大盗柳下跖不要为非作歹，却受到羞辱。寓言中，孔子自嘲地说“丘所谓无病而自灸也”。后来，人们用“无病自灸”来比喻自讨苦吃。当然，庄子的作品更多的是在思想层面的辩证和分析。我们抛开这种学术思想上的争论不看，单把“无病自灸”这个词的意思拿出来，就是说没有病的时候也用艾灸熏烧。那么这件事情是真的只是自讨苦吃还是另有深意呢？

我们从中医的角度来说，“无病自灸”其实是有丰富的医理内涵的。中医注重养生保健，其中一个原则就是注重未病先防。治未病的思想从《黄帝内经》开始，历代医家都特别重视。艾灸是中医重要的治疗手段，同时也是一种日常养生的方法。那么在日常生活中，当身体的病变还没有发生的时候，我们可以通过对某些穴位进行艾灸的方式增强体质、补益中气、活血行气。艾灸操作简便、材料价廉、效果显著，针对不同人的体质状况、身体强弱、性别差异等可以进行不同的调整，是一种老少皆

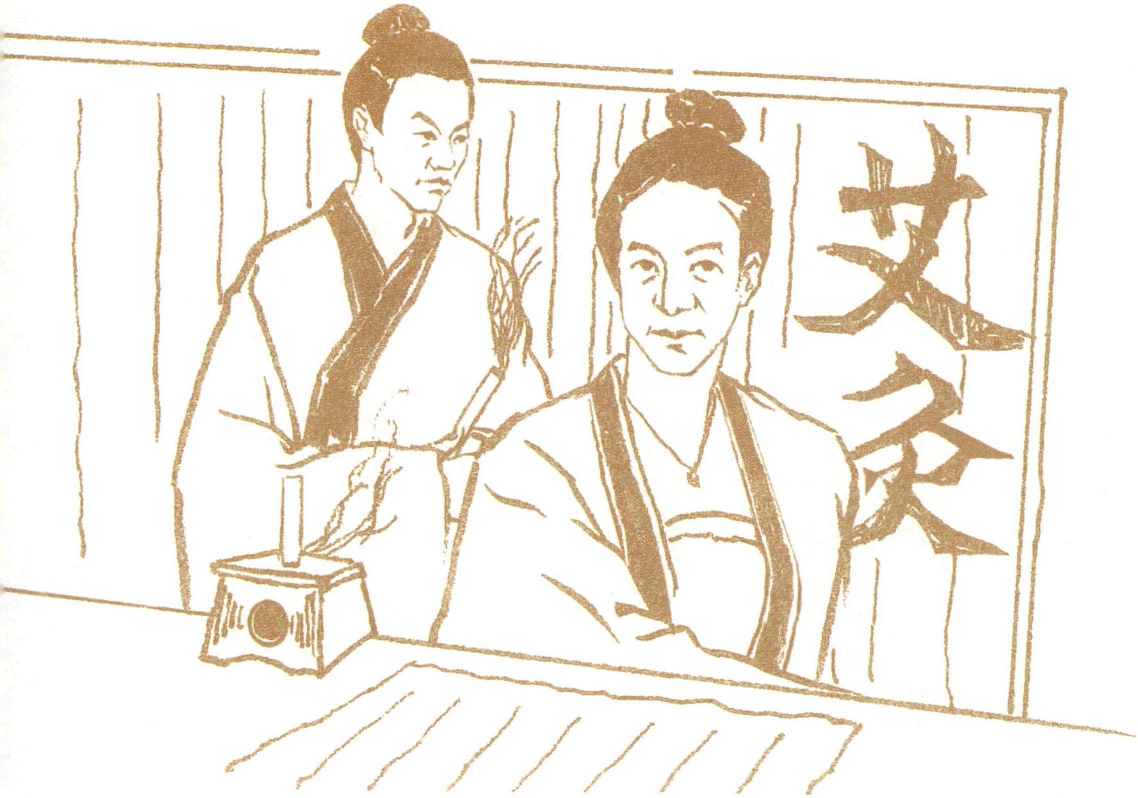

宜的居家日常保健方法。

应用 “无病自灸”虽然是孔子一句自嘲的话，但是却阴差阳错地提到了中医的重要理论，在几千年来的各种文字作品中，有很多提法都涉及中医的思想。这从侧面说明了中医在中国历史上的重要性，无论是君王、高官、文人还是平民百姓，都受到中医的极大影响。中医的思想和实践渗透在我们的血脉中，延续不断，直到今日，仍然迸发着强劲的生命力。

36. 五劳七伤

出处 《黄帝内经》。

本义 泛指各种疾病和致病因素。

解读 “劳”指过度、久，不管是视、卧、坐、立、行，或心、志、思、忧、疲，或肝、心、脾、肺、肾，各样使用过久，都称为“五劳”。《素问·宣明五气》：“五劳所伤：久视伤血，久卧伤气，久坐伤肉，久立伤骨，久行伤筋。”视、卧、坐、立、行是人生命活动的五种形态，有静有动，有劳有逸。生命活动既不能过静过逸，也不能过动过劳。过静过逸，久卧、久坐，会导致气血不流通，伤气、伤肉；过劳过动，久视、久立、久行，超出了人体正常的调节和耐受范围，亦会损伤人体。“七伤”是指喜、怒、悲、忧、恐、惊、思七情伤害。喜伤心，怒伤肝，悲、忧伤肺，惊、恐伤肾，思伤脾。七种情绪过度也会对身体造成伤害。又有称“七伤”指忧愁思虑伤心，大怒气逆伤肝，寒冷伤肺，大饱伤脾，强力举重、久坐湿地伤肾，恐惧不节伤志，风雨寒暑伤形。

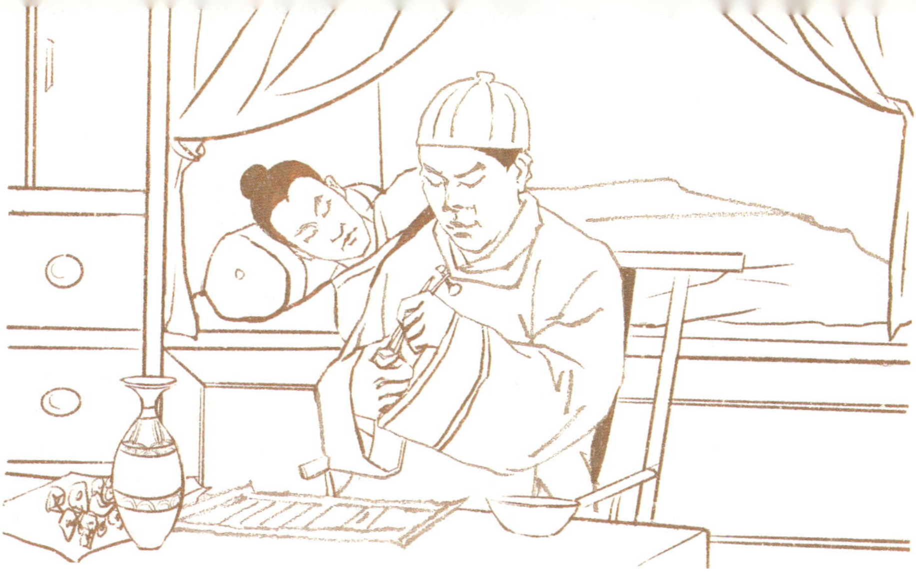

应用 清代康有为《大同书》甲部第三章："大同之世，生人最乐，内无五劳七伤之感，外极饮食、宫室、什器、服用、道路之精。""五劳七伤"在此指各种内生杂病。"五劳七伤"现已被沿用为成语，在当代养生热潮中经常被提及，人们多用"五劳七伤"形容身体虚弱多病。《黄帝内经》主张"不治已病治未病"，认为养生即在发病之前将身体调理好，预防疾病的发生。《黄帝内经》中蕴含的养生原则有以下几个方面。法于阴阳——遵循四季自然规律变化，春夏属阳，秋冬属阴。人在四季中，根据不同的季节，采取不同的方式生活，以遵循四季不同的自然规律，可以延年益寿，同时也是中医"天人合一"思想的体现。和于术数——实施中医适宜技术养生，是适当运用针刺、艾灸、药物（包括内服药物、外敷药物）、按摩、拔罐、足浴、导引等中医适宜技术，达到增进健康、少生疾病、延年益寿的各种养生方法。食饮有节——注意酸、甜、苦、辣、咸的适量摄入，切不可偏食或过饥过饱而损伤脾胃运化机能。起居有常——常，度也，规律、法度的意思。包括作息有常和居所有常，以及作息有规律和环境宜居。不妄作劳——妄，乱也，有违背常规之意。作劳，狭义指形体劳作，广义包括劳力、劳心与房劳。《黄帝内经》既主张劳动和锻炼，又反对过度劳累，"形劳而不倦"则是对劳动和锻炼养生的原则要求。保持情绪愉悦，恬淡虚无，不可过怒影响肝气条畅，不可思虑过度损耗心神，亦不可久处恐惧环境而伤及肾，避免生冷饮食伤及肺部等养生法则，均是强身健体，预防"五劳七伤"的必要措施。

37. 讳疾忌医

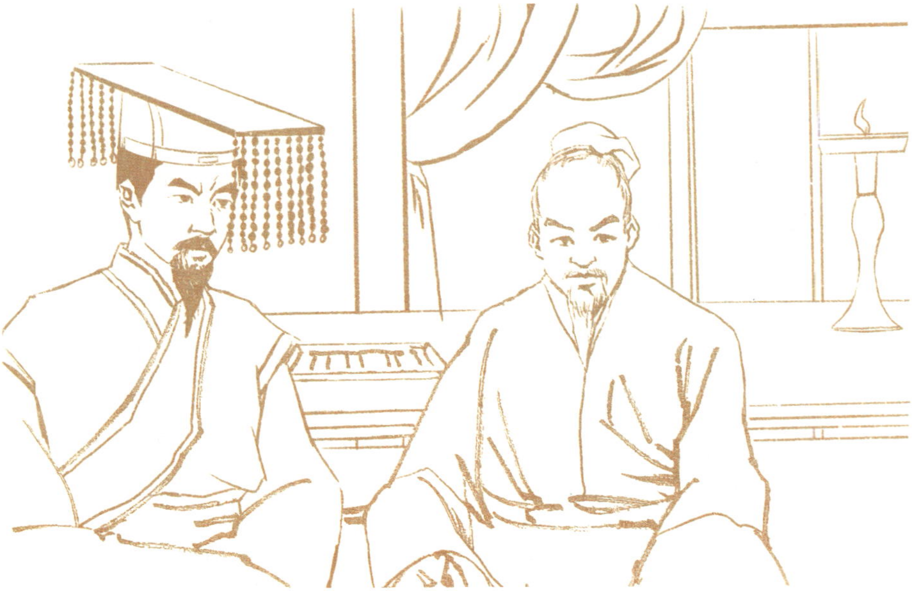

出处 战国·韩非子《韩非子·喻老》。

本义 病人因忌讳疾病的发生而不愿听从医生的意见加以治疗。

解读 名医扁鹊三见蔡桓公，皆看出桓公有病。第一次告知他病在腠理，不治疗将会加深，而桓公听到后感到不高兴，告诉别人说这是医生喜欢把治疗没有患病的人当作自己的功劳；第二次告知病已经在肌肤；第三次告知病在肠胃，不治疗病位将会更深。虽然扁鹊看出病情一次比一次严重，但桓公却还是不相信并感到不悦。第四次扁鹊一见到桓公的时候就离开了，告诉别人桓公的病本是可以通过汤熨、针石、火齐（酒剂）的手段来治愈的，可是现在已经病入骨髓，无药可救了。果然如扁鹊所预料的那样，桓公五天后就病发了，可是扁鹊早已离开，因此不听从扁鹊意见的蔡桓公终至丧生。后来，“疾”又不限于疾病，衍生为个人的缺点、错误和行为等等，而这种因怕人批评而不愿意去改正自己的行为并不明智。

应用 世界上万事万物都有一个从无到有、从小到大的发展过程，“千里之堤以蝼蚁之穴溃，百尺之室以突隙之烟焚”。当不良的苗头出现时，千万不能讳疾忌医，要勇敢面对，积极寻求解决的办法，以免酿成更大的祸患。如果蔡桓公在扁鹊刚开始指出其有病的时候能加以治疗，就不会造成病情加重的结果，更不至于丧命。因此在现实生活中，不光是治病要趁早，我们自身有了缺点，也一定要接受大家的批评指正，尽早改掉自己的不足，避免铸成大错。“讳疾忌医”现在已经广为应用，成为成语，比喻掩饰过失而不愿听人规劝的人或行为。

三　秦汉三国时期

38. 医者意也

出处 南朝宋·范晔《后汉书·方术传下·郭玉》。

本义 诊察疾病，必须谨慎，要细致地望闻问切、专心地辨证论治，抽丝剥茧地分析病情，做到见微知著，明察秋毫。这一切都需要医者高明的医术与对病人高度的责任感。

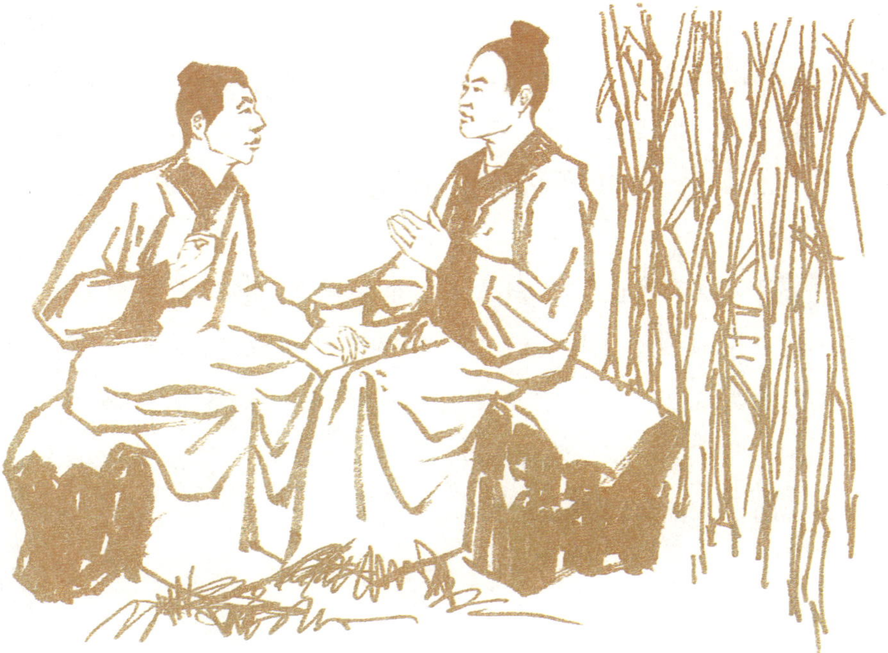

解读 东汉名医郭玉擅长针灸，在应对帝之“为何针百姓一针病除而针贵人却时或不愈”的诘问时答道：“医之为言意也，腠理至微，随气用巧，针石之间，毫芒即乖。神存于心手之际，可得解而不可得言也。”郭玉认为医患之间的关系影响诊疗效果，如果患者地位高于医生，不听从医嘱，且锦衣玉食，膏粱厚味，四体不勤，皆对治疗产生不良影响。郭玉在阐述自己观点的时候提出了著名的“医者意也”的论断，其“意”是神之用，“可得解而不可得言也”，说明“意”是诊疗的关键，但却不可言说，这也是为医者最难之处。孙思邈在《千金翼方·序》中提到“若夫医道之为言，是为意也。固以神存心手之际，意析毫芒之里”，也是在说中医在言医理时是一种“意”的心理活动，并非在下定义，而与诊疗的实践活动应是一体的。

《灵枢·本神》云：“所以任物者谓之心，心有所忆谓之意，意有所存谓之志，因志而存变谓之思，因思而远慕谓之虑，因虑而处物谓之智。”此处所言之心所任物的内容即“医者意也”中的“意”，是心为体时的发用，指的是所言即为所为，言行高度统一。故《素问·金匮真言论》云：“故善为脉者，谨察五脏六腑，一逆一从，阴阳表里，雌雄之纪，藏之心意，合心于精，非其人勿教，非其真勿授，是谓得道。”学医也是同样道理，只学艺是不精的，必须用“心”体悟。

应用 “医者意也”的提出，不仅是中医的自我证明，还告诫广大学医者不能只用脑，还得用神于心，在注重临证的基础上，不忘初心，回归身体的本真。在现代临床中，医者意也不仅需要中医师兼有体察和悟性，还需要中医师积累丰富的临证经验，注意与患者的沟通，即通过望闻问切中的“问诊”，处理好医患关系。

39. 悬壶济世

出处 **南朝宋·范晔《后汉书·费长房传》。**

本义 行医救人，赞誉医生妙手回春，医者仁心。

解读 “悬壶”出自范晔的《后汉书·费长房传》:“市中有老翁卖药，悬一壶于肆头。及市罢，辄跳入壶中，市人莫之见。”意为街上有一卖药的老翁，悬挂着一个药葫芦兜售丸散膏丹。卖了一阵儿，街上行人渐渐散去，老翁就悄悄钻入了葫芦之中。后来费长房被老翁领入葫芦中，学得方术和医道，从此以后，费长房能医百病，令人起死回生。后来，葫芦成了行医的符号。医家挂药葫芦还有深意：一是向世人表明其“悬壶

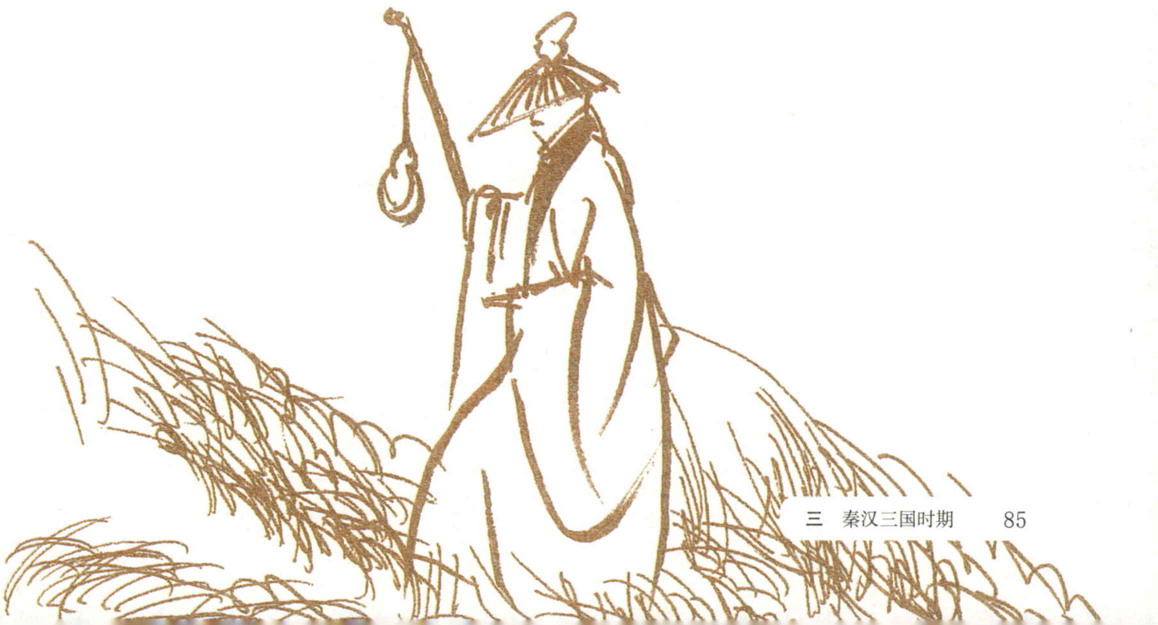

济世”之宏愿；二是看重葫芦的实用价值，葫芦密封性良好，潮气不易进入，容易保持药物的干燥。葫芦除了能用来盛药，本身也可入药。嫩葫芦性比较寒，功效是清热利尿，止渴除烦，润肺止咳，消肿散结；老葫芦，也就是陈葫芦，性比较温，具有温肾壮阳、散寒祛湿的功效。另外，葫芦科植物栝楼具有清热化痰、宽胸散结、润燥滑肠的功效。

应用 葫芦的形象经常与药做一处联想，如“葫芦里卖的什么药”。在现代社会，使用葫芦实物进行“悬壶”行医的现象已不常见，但“悬壶”这一隐喻被保留了下来，引申为对医生治病救人的赞扬，如“悬壶济世”，行医开业也可以以“悬壶之喜”道贺。

40. 杏林春暖

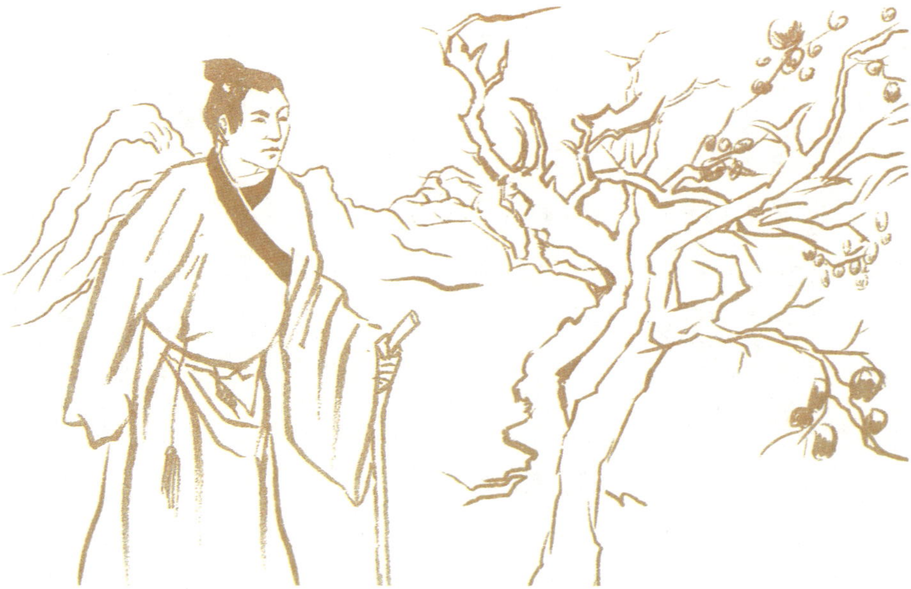

出处 东晋·葛洪《神仙传》。

本义 患者为报答董奉治愈疾病不收费用，自觉种下杏树，若干年后蔚然成林，林中春意融融。后世用来赞扬仁心仁术、医德高尚的医者。

解读 “杏林”一词的寓意源于《太平广记》中第十二卷引《神仙传》中关于董奉的故事。杏林精神不仅属于中医文化，也是中国传统文化的一部分，“杏林春暖”作为一个成语被广泛应用于各种文学作品中，关于董奉治病不收取钱财而使病愈者种杏的事迹因此也广为流传。除了《太平广记》引用了此事迹，还有由周守忠所撰，成书于南宋嘉定十三年（公元1220年）的《历代名医蒙求》载董奉事迹:“董奉居庐山（笔者注：《太平广记》仅言居山中），不田作，为人治病，亦不取钱物，但使重病得愈者栽杏五株;轻病得愈者栽杏一株。如此数年，杏有万株，郁然成林，群虫戏其下，常无生草，有如新除也。于是杏子大熟，奉尝语人曰：欲买杏者，不须来报之，但径自往取之，一器谷便得一器杏。尝有谷少而取杏多者，即有虎号啸而逐之。所得谷救赈贫乏，供给行旅，岁消三百斛，而所余犹多。一旦，升天去。”

元末明初的高启所撰《高太史大全集》卷十八有《杏林为萧沈二医师题》，明代《南康府志》、明代徐春甫《古今医统大全》皆记述了“杏林春暖”相关的事迹。清代陈梦雷在《古今图书集成·医部全录》中引用《董奉传》全文及《南康府志》，“杏林春暖”的故事大致内容就是董奉给人看病从不收钱，只规定每看好一个小病，病人要给他栽活一棵杏树；看好一个大病，给他栽活五棵杏树。几年之后便长成了一片杏林。待杏林结果时，他又以果换粮，赈济穷人，这种安贫乐道、温良恭俭、博施济众的精神被后世称道，于是杏林不仅仅是一片树林，还变成了氤氲着暖意和善意的地方，于是此段事迹被后人誉为“杏林春暖”。

另外，杏仁是一味常用中药，性微温、味苦、有毒。可降气止咳平喘，润肠通便。董奉身处于三国战乱时期，在那个年代，伤寒肆虐，张仲景的《伤寒论》是中医治疗伤寒的巅峰之作。《伤寒论》中治疗伤寒的名方麻黄汤有四味中药，分别是麻黄、桂枝、杏仁和炙甘草，大青龙汤、麻黄加术汤、麻黄杏仁薏苡仁甘草汤等伤寒方剂中也都含有杏仁这味药。

应用 自古医家以位列“杏林中人”为荣,医著以“杏林医案”为藏,医技以“杏林圣手”为赞,医德以“杏林春暖”为誉,医道以“杏林养生”为崇，发展到现在，“杏林”已经不止是物理意义上的杏林，而是升华成一种价值观。杏林文化包含了“亲、善、诚、信、中、和”的文化内涵，其灵魂是“道”与“德”，凡习医药者欲成为“杏林中人”，必推崇“杏林精神”。杏林文化现已成为中医文化的一个标志，也是中华传统文化的组成部分。

41. 橘井泉香

出处 东晋·葛洪《神仙传》。

本义 苏耽家中有一眼井和一棵橘树，成仙前他嘱咐其母："明年将流行瘟疫，咱们家庭院中的井水和橘树能治疗瘟疫。患瘟疫的人，给他井水一升，橘叶一枚。吃下橘叶，喝下井水就能治愈了。"后用"橘井泉香"赞扬医术高明。

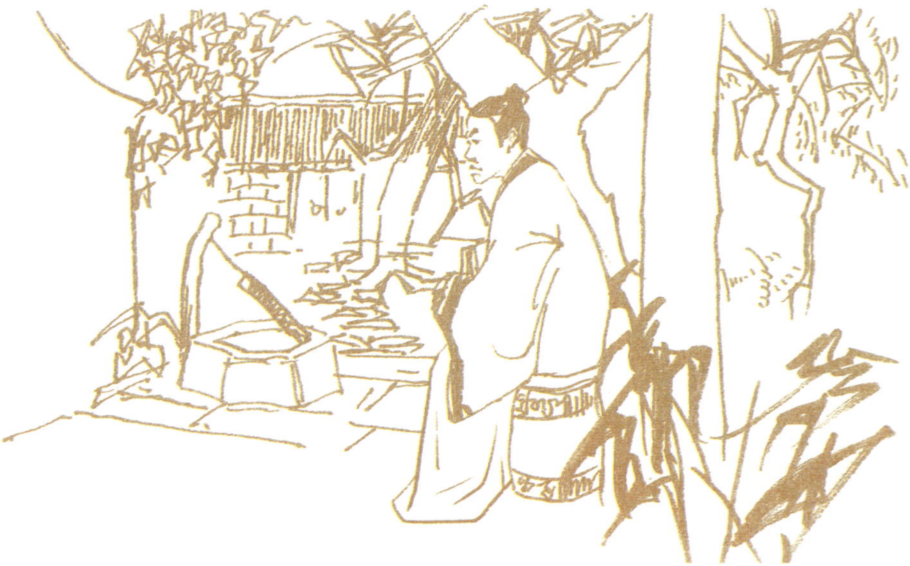

解读 “橘井泉香”的典故源自一则神话故事。据《太平广记》所引《神仙传》的内容中可知，用橘叶和井水治病的是“苏仙公”，而据《太平广记》所引的另一则佚文可知，成仙之人叫苏耽，成仙前嘱咐其母家中井水可治疗瘟疫。据载，二者皆是桂阳人，皆于成仙之前嘱咐其母井水可治疗瘟疫，但并没有文献说明苏耽就是苏仙公，且两则佚文皆属神话。与其说这则神话传说是对医案、医话和医理的传承，不如说是承载了某种民间的信仰和观念。

故事的结局是圆满的：天下瘟疫大行，求井水橘叶者，远至千里；饮井水橘叶者，也即刻痊愈。于是人们便以“橘井泉香”来歌颂医家救人的功绩，医家也将其书写在匾上以明志。但这只是一个传说，井水和橘叶并无神奇的功效。然橘叶作为一味中药仍有不少用处。橘叶味辛而苦，功效为疏肝行气，散结消肿，可用于治疗胁肋作痛及各类乳腺疾病。

应用 “橘井泉香”一词与“杏林春暖”“悬壶济世”“大医精诚”一样，都是用来形容医生医术高明、道德高尚的词语。过去医家常常以“橘井”一词或橘、杏并用来为医书取名，如“橘井元珠”“橘杏春秋”等，不仅寓意深刻，还取其符号价值。千百年来，“橘井泉香”与“杏林春暖”二词成为“双璧”，皆是我国中医史上十分著名的典故，二者不仅成为行医的符号，还体现着中国传统“与人为善”的价值观。但“橘井泉香”的典故传奇色彩更为浓厚，寄托了我国古人美好的愿望。

42. 勤求古训

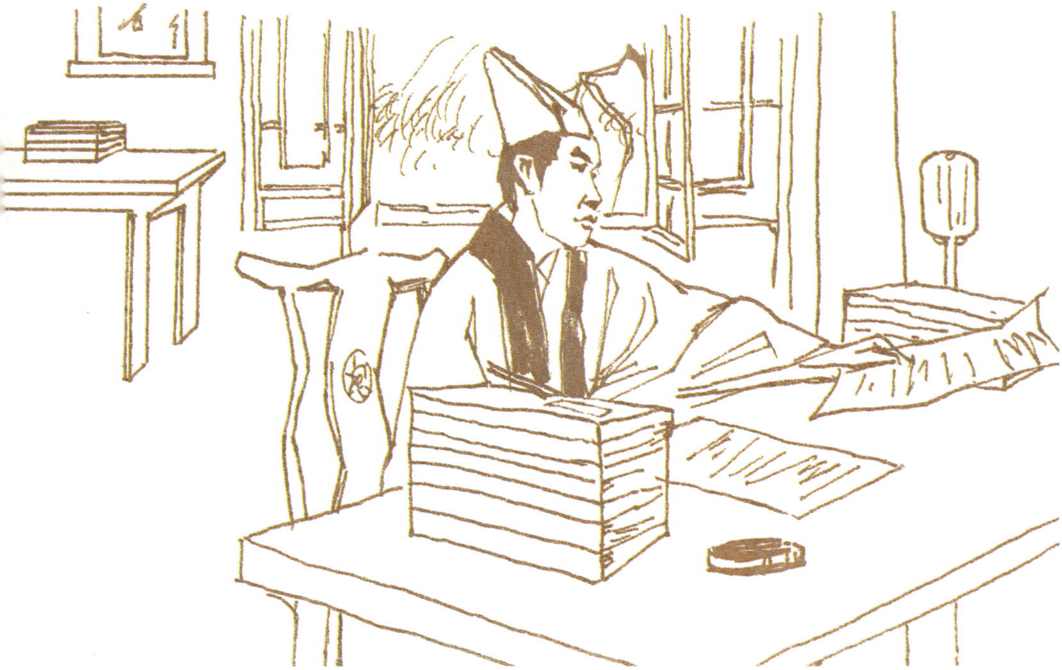

出处 东汉 · 张仲景《伤寒论》。

本义 治学时需总结前人的经验以自省，寻求医道正解时也要广泛搜集散落民间的方剂，在总结经验和完善理论的基础上，孜孜以求，笃行致远，臻于至善。

解读 张仲景在《伤寒论》自序中云："感往昔之沦丧，伤横夭之莫救，乃勤求古训，博采众方，撰用《素问》《九卷》《八十一难》《阴阳大论》《胎胪药录》，并平脉辨证，为《伤寒杂病论》，合十六卷。"又云："夫天布五行，以运万类，人禀五常，以有五藏，经络府俞，阴阳会通，玄冥幽微，变化难极，自非才高识妙，岂能探其理致哉！上古有神农、黄帝、岐伯、伯高、雷公、少俞、少师、仲文，中世有长桑、扁鹊，汉有公乘阳庆及仓公，下此以往，未之闻也。观今之医，不念思求经旨，以演其所知，各承家技，终始顺旧，省疾问病，务在口给。"传递出了其为"医道不传"的忧心忡忡和"勤求古训，博采众方"的砥砺深耕的治学精神。张仲景在总结前人经验和已有方剂的基础上，完善并发扬了传统医学的理论。他仔细研读《素问》《灵枢》《难经》《阴阳大论》《胎胪药录》等古代医书，并进一步根据自己的实践经验对中医的基础理论做了总结和创新。他在当时民不聊生、医道不传的情况下，体察民情，在《黄帝内经》的理论基础上提出了"伤寒"的辨证准则和治疗方法。他还对前人留下来的"辨证论治"的治病原则认真地加以研究，从而提出了"六经论伤寒"的新见解。

应用 "勤求古训，博采众方"既是张仲景在自序中提出的治学方法和自勉之词，也是当代医家在理论研究和临床实践中可以遵循的研究方法，即在创新的基础上不忘经典，在弘扬传统医学时汲取中医药现代化成果，博古通今，灵活变通，提高临床疗效。而在日常生活中，这句古训依旧给予我们启示，可用作自省吾身之语。

43. 刮骨疗伤

出处 西晋·陈寿《三国志·蜀书·关羽传》。

本义 为了治愈日久的伤病而刺穿肌肉直至骨骼来排毒，将深入至骨的毒性刮去，从而彻底医治。比喻从根本上解决问题。

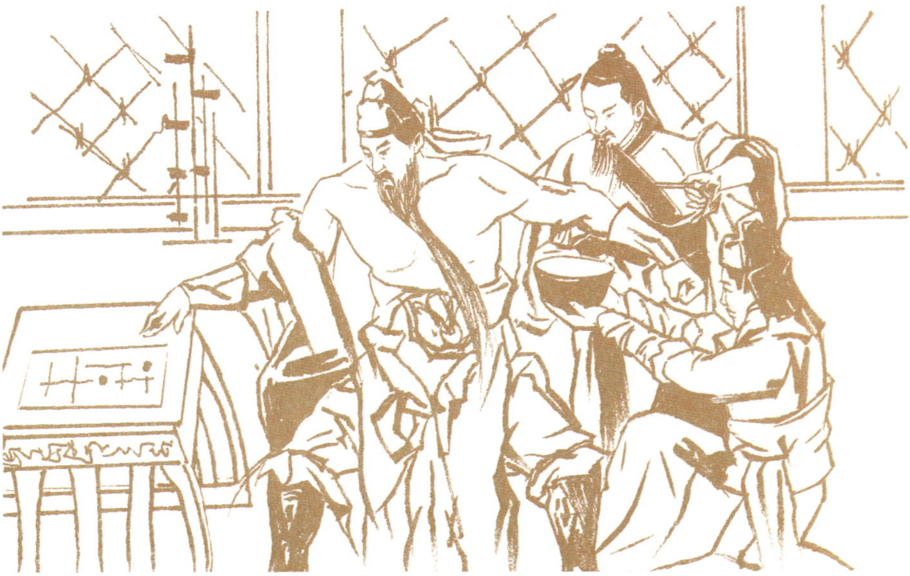

解读 《三国志·蜀书·关羽传》:“羽尝为流矢所中，贯其左臂，后创虽愈，每至阴雨，骨常疼痛。医曰：‘矢镞有毒，毒入于骨，当破臂作创，刮骨去毒，然后此患乃除耳。’羽便伸臂令医劈之。时羽适请诸将饮食相对，臂血流离，盈于盘器，而羽割炙引酒，言笑自若。”这段文字展现了关羽坚忍的性格。除关羽之外，古代不乏有“刮骨”经历的勇将。据《北史》载：“长孙子彦坠马折臂，肘上骨起寸余，乃命开肉锯骨，流血数升，言戏自若，人以为逾于关羽。”据《宋史》载张琼事迹:“及攻寿春，太祖乘皮船入城壕。城上车弩遽发，矢大如椽，琼亟以身蔽太祖，矢中琼股，死而复苏。镞著髀骨，坚不可拔。琼索杯酒满饮，破骨出之，血流数升，神色自若。”南宋名将韩世忠也曾有“中毒矢入骨，亦用强弩括之”的经历。至明代，这样的例子也屡屡见载于史书中，不胜枚举。刮骨疗伤的真实性很难证明，但这样的文学处理不仅凸显了人物的英雄气概，也侧面说明了中医外科术的发展。

应用 《三国演义》将关羽刮骨疗毒的故事进行了更加艺术化的处理，同时将《三国志》里刮骨疗毒的医师设置为华佗。并没有史料能够证明彼时进行施治的医师就是华佗，这也是作者的巧思。华佗为关羽刮骨，只是一个演义故事，但这样的演义既通过夸张的手法赞扬了虎将关羽非同寻常的英勇气概，同时又赞颂了神医华佗的高超医术，于是刮骨疗伤、刮骨疗毒成为家喻户晓的故事，脍炙人口。

44. 奇经八脉

出处 《难经》。

本义 奇经八脉是人体经络走向的一个类别。奇经八脉是督脉、任脉、冲脉、带脉、阳维脉、阴维脉、阴跷脉、阳跷脉的总称。

解读 奇经八脉与十二正经不同，既不直属脏腑，又无表里配合关系，“别道奇行”，故称“奇经”。奇经八脉交错地循行分布于十二经之间，其作用主要体现于两方面。其一，沟通了十二经脉之间的联系。奇经八脉将部位相近、功能相似的经脉联系起来，达到统摄有关经脉气血、协调阴阳的作用。督脉与六阳经有联系称为“阳脉之海”，具有调节全身阳经经气的作用；任脉与六阴经有联系称为“阴脉之海”，具有调节全身诸阴经经气的作用；冲脉与任脉、督脉、足阳明、足少阴等经有联系，故有“十二经之海”“血海”之称，具有含蓄十二经气血的作用；带脉约束并联系了纵行躯干部的诸条足经；“维”字是维系、维络、联络的意思，维脉的主要作用是维系全身的经脉，阴阳维脉联系阴经与阳经，分别主管一身之表里，但不直接参与气血环流；“跷”有足跟和活动敏捷之意，阴阳跷脉主持阳动阴静，共司下肢运动。阴阳跷脉分别与足少阴和足太阳经伴行，分别起于足跟内外侧，自下肢内外侧上行至头面，交汇于目

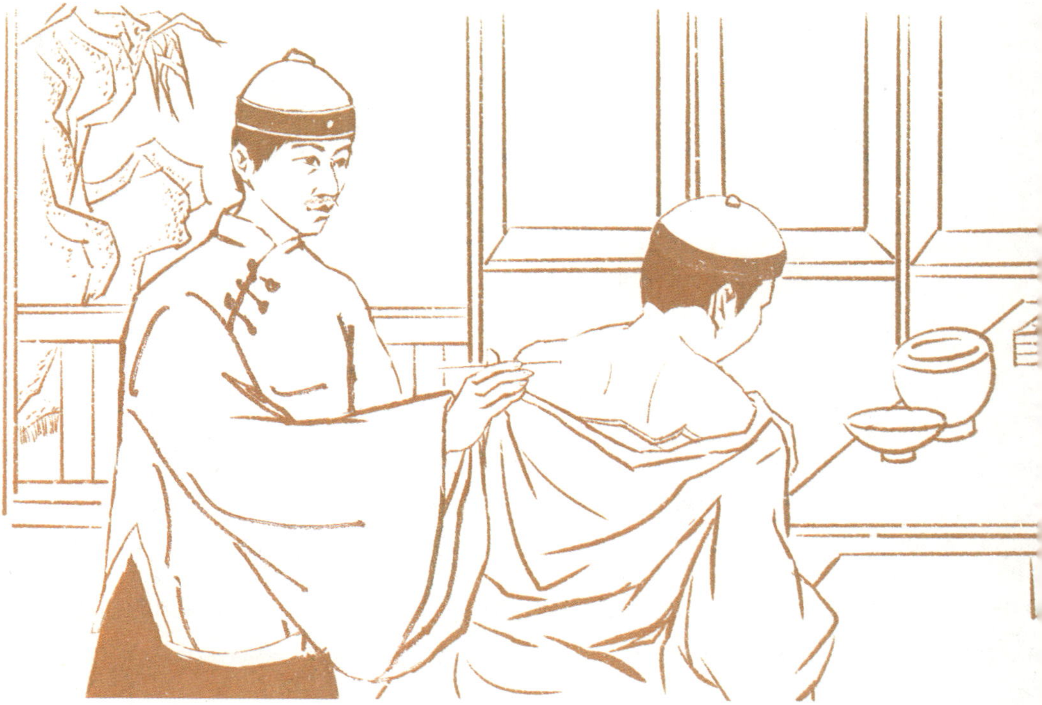

内眦，阴阳气相并，濡养眼目，支配目之开阖。《灵枢·大惑论》曰："阳气满则阳跷盛，不得入于阴则阴气虚，故目不瞑矣……阴气盛则阴跷满，不得入于阳则阳气虚，故目闭也。"《难经·二十九难》载："阴跷为病，阳缓而阴急。阳跷为病，阴缓而阳急。"阴阳跷脉主治眼睑开合失调、睡眠障碍、下肢运动功能障碍以及癫狂痫等病症。其二，奇经八脉对十二经气血有蓄积和渗灌的调节作用。当十二经脉及脏腑气血旺盛时奇经八脉能加以蓄积，当人体功能活动需要时奇经八脉又能渗灌供应。冲、带、跷、维六脉腧穴，都寄附于十二经与任、督脉之中，奇经八脉中唯任、督二脉各有其所属腧穴，故与十二经相提并论合称为"十四经"。十四经具有一定的循行路线、病候及所属腧穴，是经络系统的主要部分，在临床上是针灸治疗及药物归经的基础。

八脉里有八个代表性的穴位，即公孙、内关、临泣、外关、申脉、后溪、列缺、照海。一首《八穴歌》可以对其进行归纳：

公孙冲脉胃心胸，内关阴维下总同。
临泣胆经连带脉，阳维锐眦外关逢。
后溪督脉内眦颈，申脉阳跷络亦通。
列缺任脉行肺系，阴跷照海膈喉咙。

应用 在中医临床实践中，各科的诊断和治疗都要运用奇经八脉的理论，尤其是针灸、推拿与气功都直接作用于奇经八脉。如有关外感热病、神经系统疾患、胸腹腰背部疾患以及一些脏腑疾患等，既要依八脉而辨证，又要选入归奇经之药配方治疗。最突出的是针灸临床，既能够在八脉上进行切诊，又可以选取八脉上的特定穴位进行治疗。尤其任督二脉有所辖独立腧穴，各穴治疗范围皆不同，多为临床常用重点穴位。

45. 任督二脉

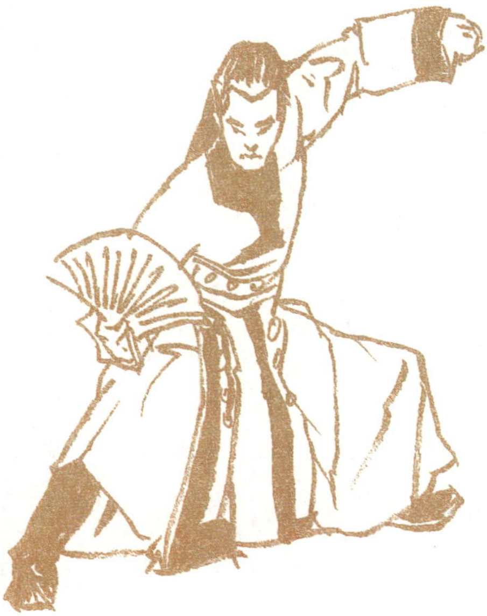

出处 《黄帝内经》。

本义 “任督二脉”是中医经络学说中奇经八脉的关键构成部分，属于“经脉”中的“奇经”。因具有明确穴位，医家将其与十二正经合称为“十四经”。

解读 《素问·骨空论》：“任脉者，起于中极之下，以上毛际，循腹里，上关元，至咽喉，上颐循面入目”“督脉者，起于少腹以下骨中央，女子入系廷孔，其孔，溺孔之端也”。任督二脉出于人体胞中（少腹），在体表以人体腹部的曲骨穴为起点，从身体正面沿着正中央往上到唇下承浆穴，这条经脉就是任脉；督脉则是由曲骨穴向后沿着人体后背往上走，到达头顶再往前穿过两眼之间，到达口腔上颚的龈交穴。任脉主血，督脉主气，为人体经络主脉。任督二脉若通，则八脉通；八脉通，则百脉通。任督二脉在中医诊脉与导引养生中占据相当重要的地位，同时也是武侠、修仙小说里的“常客”：如有借由内功高强之人打通自身的任督二脉的方法，也有修炼功法以求打通任督二脉的描述。任督二脉一旦被打通，武功即突飞猛进，所以任督二脉也由此“飞入寻常百姓家”了。

应用 我们耳熟能详的“打通任督二脉”之说，可从中医与道家导引养生的角度分别探讨。从《灵枢·经脉》《素问·骨空论》《灵枢·逆顺肥瘦》的相关论述中对十二经脉与任督二脉的循环次第进行初步了解。督脉的流注次序是：起于胞中，下出会阴，行于人体后正中线，经头顶、额部、鼻及上唇，终于上唇系带处。督脉有统率全身阳经的功能，在循行过程中多次和手足三阳经及阳维脉交会，可以调节全身阳经之气，所以也叫“阳脉之海”。它的分支入脑、属肾，主干行于脊里，因此和脑、髓、肾的功能关系密切。任脉循行于身体前正中线上，起点在胞中，从会阴出来，在腹部里循行上行，直至咽喉处，从下颌处分出两边颧骨至双眼处。任脉又称为“阴脉之海”，主管全身阴气，具有濡养阴血的功效，在生殖生育、妊养胞胎、主管妇女月经等方面具有统筹作用。在此基础上，如何打通任督二脉？可以通过中医的穴位按摩并配合拿五经手法，即以指腹分别点按头部中间的督脉，两旁的膀胱经、胆经，左右相加，共五条经脉；道家也有通过舌抵上颚、打坐等法来“通任督”的，也就是通三关（尾闾、夹脊、玉枕）、行“周天”运转之意。现实生活中不需要修炼内功、增进武力，但认识任督二脉并以之凝练精、气、神，提高生命品质，也不失为一种养生方法。

46. 紫苏解毒

出处 明·李时珍《本草纲目·紫苏》。

本义 东汉名医华佗通过对生活细节的观察，从中总结了紫苏（性温）可以用来解鱼蟹（性凉）之毒的功效。

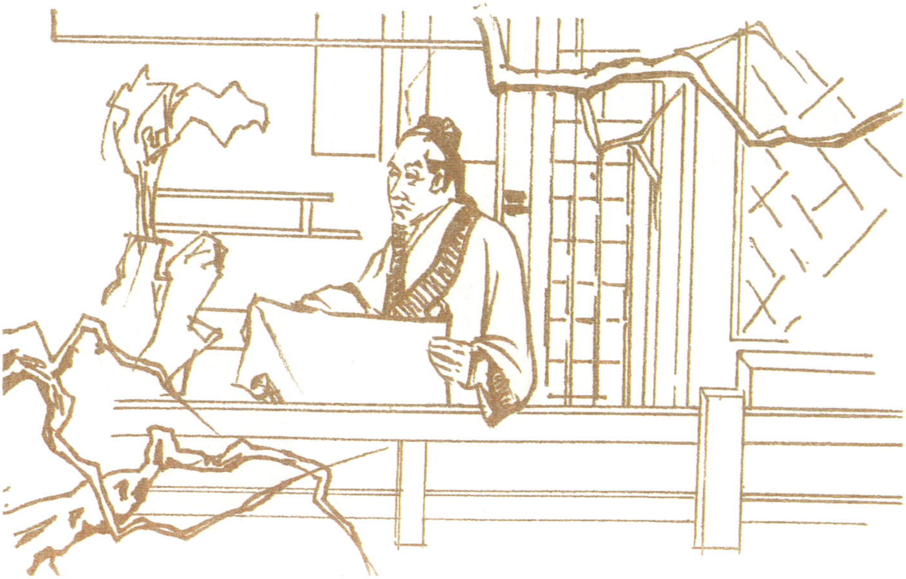

解读 传说在东汉时期的某个重阳节，华佗路过一个客栈，他发现一群年轻人因为食用了过多的螃蟹而引起腹痛，满地打滚。这时，华佗联想到之前观察到的一只水獭误食了毒鱼后，腹胀如鼓，随后其上岸吃了一种紫色的草叶，于是恢复了正常。华佗便认识到那种草药具有解毒的功效，这几个年轻人也是因多食螃蟹而中毒。华佗便采集了那种药草，煎成汤，令众人服用。不久，他们就恢复了正常。

华佗而后总结了这次的经验：鱼性凉，而水獭吃了紫草后却舒缓了腹胀，那么紫草应是温性。而螃蟹也是寒凉的，同样也可以用温性的紫草缓解。因为紫草具有舒缓疼痛的效果，华佗于是起名为紫舒，后世便称为紫苏。这就是紫苏名字和功效的来历，虽然这是后人为了纪念华佗医术高明而编的故事，但是其中蕴含着深刻的中医哲理。华佗平时在生活中就善于观察，从动物和植物的现象中发现中医治病的方法，并且将水獭吃草治腹痛转换为温性药可以治寒毒的理论，最后还能加以运用。从这里我们可以看出他的大医风范，知道中医的理论源自生活，而中医临床水平的提高需要善于思考的医者把生活中的现象加以归纳概括，形成类比推理。

应用 在我们的生活中也会有许多细节，我们需要善于发现和总结，对生活中随处可见的现象要保持敏感，从观察中学习，形成自己的理论和见解，最后这些经验就会变成我们的智慧，在下一次遇到类似问题，就会很快找到解决办法。

47. 坐堂行医

出处 《长沙府志》。

本义 “坐堂行医”现指在中药店中为患者诊脉看病的中医大夫，起源于汉代名医张仲景行医的典故。东汉名医张仲景为了方便患者看病和治疗，在自己的公堂上坐诊看病，一边处理文书一边诊病，于是就有了坐堂行医的说法。

解读 古代早期医生都是去病人家里给病人看病，或四处巡游，看到有人生病就会去救治，而像现在这样在诊所或医院有固定场所行医，则是源于张仲景的故事。张仲景被后世称为医圣，他生活在东汉末年，那个时期战乱不断，暴发瘟疫，导致人们大面积的生病，得不到救治。身为长沙太守的张仲景，一心想着为百姓看病治疗，救活更多的人，但是如果走访病人家里，效率很低。于是张仲景在他办公的朝堂上设立了行医的桌子，让患病的百姓自行到官衙去看病。这样一来，每天都有很多人去朝堂找他看病，他也治好了许多人。而要做出这个举动是要冒很大的风险的，毕竟官府是办公的地方而不是看病的地方，张仲景为民解难而不求功名的心，可谓苍生大医。由于张仲景是坐在公堂上为病人诊病，后世人们便称其为坐堂行医。为了纪念张仲景，后世的诊所和药店大多都以某某堂作为名称，如同仁堂。

应用 张仲景之所以能成为一代名医，被誉为医圣，不仅仅是因为他的医术高明，更多的是他为百姓救苦救难，为人民服务的真心。不惧权威，牺牲小我，只为能让在病痛折磨下的百姓都能得到应有的治疗，彰显了一代大医的境界和担当。做正确的事情，有时候要顶着巨大的压力，但如果我们能坚持下去，一定会海阔天空。

48. 君臣佐使

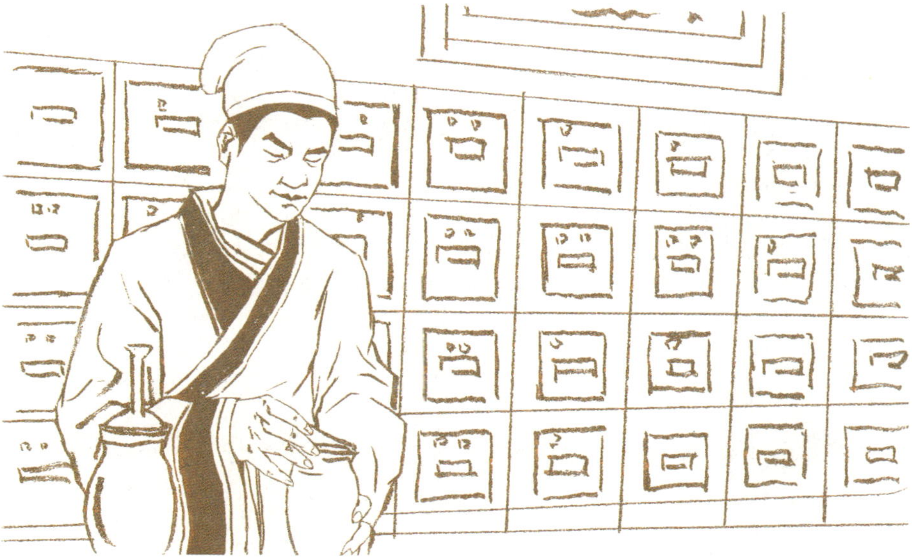

出处 《神农本草经》。

本义 “君臣佐使”原指君主、臣僚、僚佐、使者四种人分别起着不同的作用，指四种官位的不同，而后也用来比喻中医方剂里主次、功效、定位等不同的药共同发挥疗效的关系。

解读 在中国古代的官制中，君为一国之主，主要负责统筹国家大事，民生民计。君主身边有大臣，文臣负责国内事务、政务的处理，武将负责练兵，安邦，攻伐。而后有僚佐，即在一旁出谋划策、辅佐大臣的人。最后有使者，即听命而行事的人。从君到使，每个人都有自己的作用和职责，缺一不可。必须协调合作，一个国家才能治理得好，才能兴盛安定。

自古以来，中医都认为，治病如治国，用药如用兵。若是把一个方剂看成一个国家，那么其中组成的各种药物自然也就可以分为君臣佐使。这种提法最早出现在《神农本草经》中：上药一百二十种为君，主养命；中药一百二十种为臣，主养性；下药一百二十种为佐使，主治病；用药须合君臣佐使。

中医在选方用药的时候，需要根据具体的病证，选择合适的药方，而不同的药物在不同的搭配中，其主治、功效和作用也不尽相同。单独的几味药，在进行了合理的搭配后，其效果也会产生更大的改变，可以更好地治疗疾病。所以，针对病证，几种药物进行搭配，里面蕴藏着深刻的道理。

应用 在日常开中药处方的时候，要安排好各味药之间的关系。以治疗伤寒表证的麻黄汤为例，麻黄发汗解表为君药，桂枝助麻黄发汗解表为臣药，杏仁助麻黄平喘为佐药，甘草调和诸药为使药。一方之中，君药必不可缺，而臣、佐、使三药则可酌情配置或删除。君臣佐使本来不是用来形容中药的配伍，但是中医在发展其理论的时候发现了其中的关系，这也是中医取象思维的一个体现。事物之间是互相联系并且互相影响的，中医在几千年前就已经发现这个道理并且投入实践了。

对于君臣佐使的关系，我们可以将其运用到生活和工作的各个方面。在一个团队中，我们要做好每个人的分工，把工作分给适合的人，这样做起事来就会事半功倍。在做事情的时候，我们也要分清主次，梳理顺序，这样才会有条不紊，得心应手。我们要善于把事物的各个部分合理地进行组合，将它们的作用发挥到最大。

49. 徐福求药

出处 西汉·司马迁《史记·秦始皇本纪》。

本义 秦始皇喜好长生不老之术，齐国方术师徐福借机向皇帝请愿前往“海上仙山”寻找神药，而后一去而不复返。这就是徐福求药的典故。

解读 秦王嬴政灭六国，统一中国，并自称始皇帝，成为中国历史上第一个皇帝。秦始皇一生随心所欲，拥有富贵荣华，但却有一件心事未能遂愿：荣华富贵之不尽，但人的寿命却有限，一旦死去，便万事皆空。他朝思暮想，希望自己能长生不死。

据《史记》记载：“齐人徐市等上书，言海中有三神山，名曰蓬莱、方丈、瀛洲，仙人居之。请得斋戒，与童男女求之。于是遣徐市发童男女数千人，入海求仙人。”这段话讲的就是徐福的故事。秦始皇听说，有一种仙药，吃了便能够长生不死。于是，秦始皇派了许多大臣奔赴各地，寻找吃了可以长生不死的药。大臣们拼尽全力寻找这种药，却全都无功而返。秦始皇大怒，把他们都杀了。这时，秦始皇身边有一位齐国人，叫徐福。他见了秦始皇的所作所为，便对秦始皇说：“陛下，大海之中有三座山，一座叫作蓬莱，一座叫作方丈，一座叫作瀛洲。那三座山是神仙住的地方。陛下所要的长生不老之药，普通地方是找不到的，只有那三座山上才有。

我愿意去那三座山上为陛下取药。”秦始皇很高兴，马上命徐福前去那三座山，不管如何艰难，务必取到长生不死药。徐福说：“我一个人去不行。必须先沐浴、斋戒，然后带些童男童女一起去，才能取得。”秦始皇立即同意，拨给徐福童男童女共数千人，由徐福率领去找仙人和长生不老之药。徐福带领这些童男童女，到了海边，登船扬帆而去，从此再也没有回来。据传说，徐福带着这些童男童女到了茫茫大海之中的一个岛上，将男女一一婚配，繁衍生息，这个岛现在日本国境内，故日本至今仍有徐福墓的古迹。后来，“徐福求药”这一典故用来比喻帝王、方士求仙等荒诞之事。

每个人在一生中都会经历生长壮老已。我们从出生开始，慢慢成长，最后老去、死亡。无论你的身份如何，地位高低，相貌美丑，都无法逃避。这是宇宙万物的规律，也是生命轮回的归宿。

因此，长生不老也成了人类永恒的追求。所以，自古以来，那些有权有势的人都会费尽一切精力去寻找长生不老的妙药，而同样有像徐福

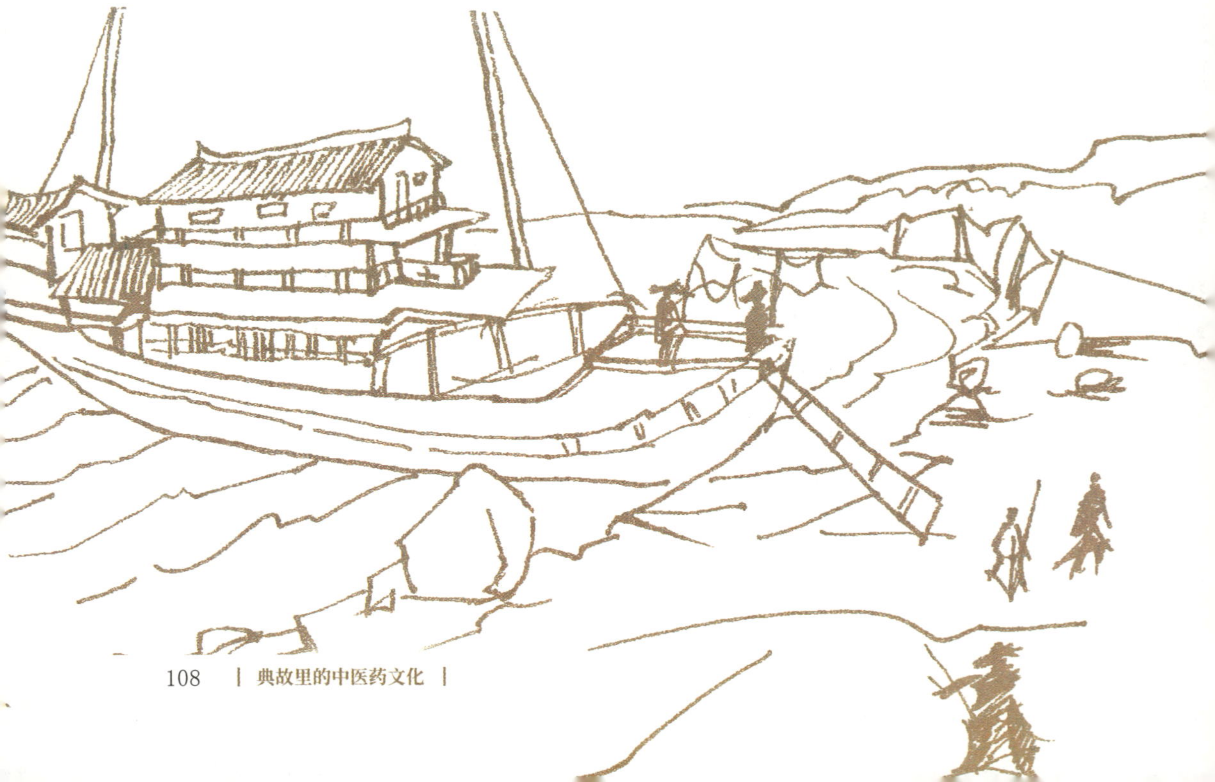

这样看到机遇的人，也会为了利益去寻找长生不死的方法。

应用 徐福并不是唯一的为了长生不老而去求药的人，在历史的记载中，有太多这样的故事，当然，最后都以失败告终。

中医在几千年前的经典《黄帝内经》中，就已经系统地论述了人体生命发生发展的规律，生长、衰老是天地间的客观规律，人们若是不能正确认识，妄想去通过不当的途径改变，非但不能延长寿命，反而会加速衰老和死亡。

若是真的想要延年益寿，首先，应该正确地认识生命的规律，顺应自然;其次，在平时的生活中遵守养生的法则，饮食有节，起居有常;最后，每天都保持健康的生活状态，这样你的身体也会更加有活力。生命的意义并不在于永续，而是在于活着的时候，能做些什么。

50. 肝胆相照

出处 西汉·司马迁《史记·淮阴侯列传》。

本义 以肝胆相表里的密切关系，比喻真心诚意、以真心相见、互相坦诚交往共事。

解读 “肝胆相照”的故事讲的是楚汉相争的时代，有个叫蒯通的人，他足智多谋，善于观察时局。他认为当时韩信应当从刘邦手下脱离，自己另立炉灶，建立第三方势力与楚汉抗衡。而韩信对刘邦却忠心耿耿，不怀二意。于是就用到了肝胆相照来形容他和刘邦之间的关系。

“肝者，将军之官，谋虑出焉”，既然是将军，自然就有雄伟之姿，刚强的禀赋。计谋策略都是肝的主要功能。“胆者，中正之官，决断出焉”，“中正”是指刚正不贰，不偏不倚，直而不疑。这种禀性才称得上“中正之官”；“决断”就是对谋略策略的裁决，或者说做决定。肝与胆相互配合，使人在遇到事情时能够做出决断。如若肝胆病变，则可引起精神情志的异常，出现多疑善虑、情志抑郁、胆小易惊恐等症状。

那么肝和胆之间的关系，在中医的理论看来有何特殊呢？首先，在生理位置上，肝和胆相互邻近，胆依附在肝的下面，肝胆之间有经脉贯通，互为表里。其次，中医脏腑理论认为，人有五脏六腑，五脏主藏身体的精华，六腑主运化和疏通。肝属于五脏之一，其功能为藏血，调节情志。胆为六腑之一，其功能为消化食物，主一身之决断。肝胆在功能上相互照应。所以，无论是生理方面还是病理方面，肝和胆之间的关系都十分密切，可以称得上荣辱与共。这也就是为何后来用肝胆相照来形容人们之间的关系密切，互相信任。

应用 和“肝胆相照”有同样寓意的词有许多，例如“唇亡齿寒”“手足同心”等等，都是在说明两个事物之间的关系密切，一方的变化会影响另一方跟着改变，这种理念是整体观的一种体现。中国文化，无论是哲学还是医学，都十分重视整体观，我们把国家看成一个整体，只有每个人都生活愉快、自食其力，国家才能繁荣富强。同理，我们的身体也是一个整体，只有各个脏腑器官之间相互协调，相互促进，我们才能有正常的生理状态，这就是我们说的健康。

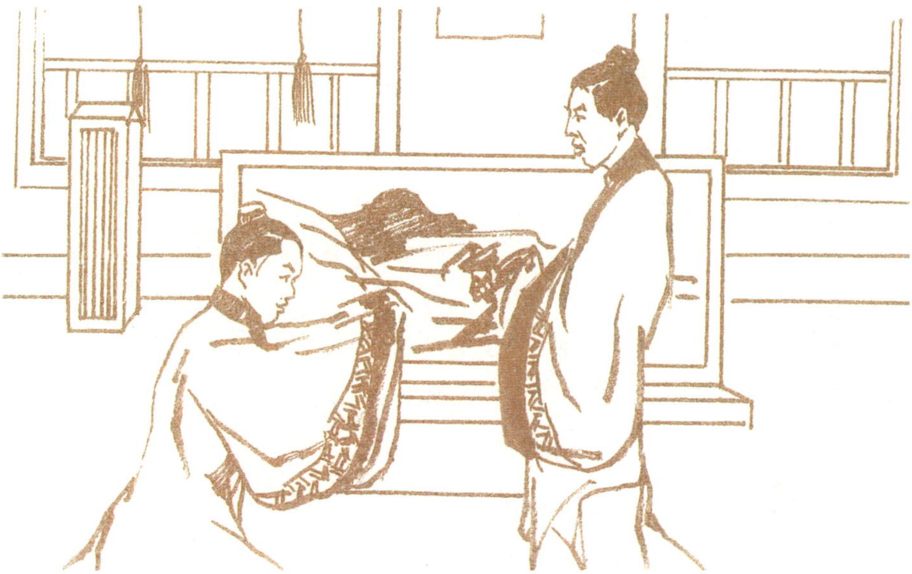

51. 针砭时弊

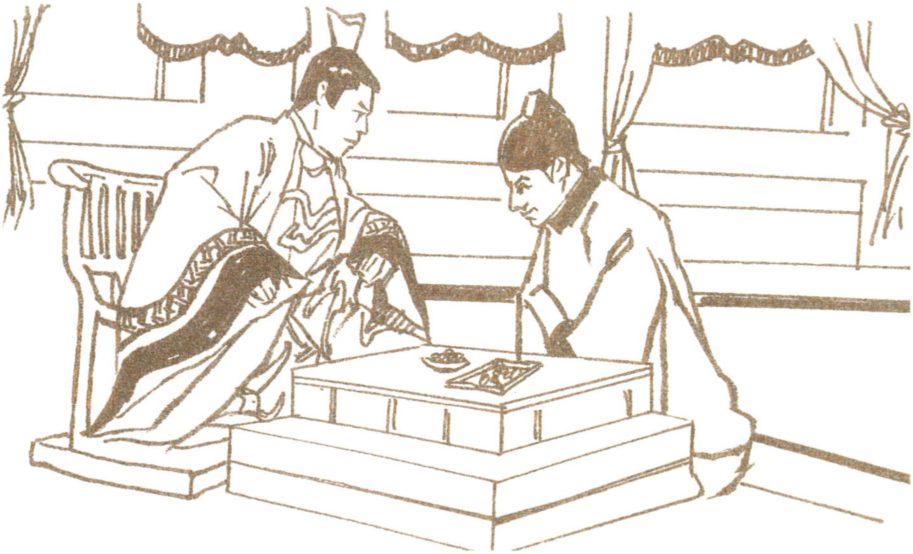

出处 南朝宋·范晔《后汉书》。

本义 原指品评人物，现常用于文雅地说长论短。现比喻指出错误，劝人改正。

解读 运用针刺治病的医术称为针，运用砭石治病的医术称为砭。“针砭”本意当然是说用针刺、砭刮治病。针、砭分别是中医的六大疗法之一。针和砭是中医里最古老的治疗手法，渐渐演变成今天的银针治疗和砭石刮痧等。

“针砭”又叫针石。《素问·异法方宜论》有言：“东方之域，……鱼盐之地，海滨傍水，……其病皆为痈疡，其治宜砭石。故砭石者，亦从东方来。”王冰注云：“砭石如玉，可以为针。”范成大《晞真阁留别方道士宾实》：“时时苦语见针砭，邂逅天涯得三益。”因此，便不难理解在中医里，针就是以针刺穴位为主的治疗方法，砭则是以石刮刺人体穴位治疗疾病。《说文解字》也说“砭，以石刺病也”。主要是指在治疗中运用针刺和砭石治疗疾病的医术。中医里有六大疗法：针、灸、砭（刮痧、揪痧、吮痧和刺络法）、药、按跷、导引六法。针指用针刺人体的穴位和经脉，加上操作手法，达到祛除病邪的作用。砭则是使用磨成平板的玉石在皮肤和经络循行的部位反复刮动，将体内邪气引出，又叫刮痧。即使是当今社会，针刺和刮痧也是中医外治法中用得最多最有疗效的技术。

针砭能够治病的原理是中医的经脉学说以及邪气学说，中医认为经脉是维持人体正常运作的通道，人体的血液、精华都要通过十二经的循行而通达四肢。若是有邪气侵犯经脉，则会导致疼痛等身体不适，此时，就要利用细针或者砭石将病邪祛除。目前，关于针灸和砭石治病的科学证据已经得到了证明。

正因为针砭有这样的疗效，人们就将针对社会问题的揭露和批评，同中医针灸、刮痧一样的祛病方式进行类比，就有了针砭时弊的说法。

应用 社会会存在不合理的现象，人体也会有产生不适的时候，我们作为社会里的一分子，首先要维护社会的安全和稳定，若是发现了问题，也要敢于批评，敢于指出。针砭的过程是痛苦的，改正错误的过程也未必一帆风顺，但是我们如果能够认清自己，勇于担负这份责任，身体才能归于健康，社会也能归于和谐。

52. 防微杜渐

出处 东晋·韦谀《启谏冉闵》。

本义 在错误或坏事刚露出苗头的时候就加以制止，不使其继续发展。

解读 “防微杜渐”的典故最早可追溯到《后汉书·丁鸿传》：“若敕政则躬，杜渐防萌，则凶妖消灭，害除福凑矣。”具体理解为，如果凡

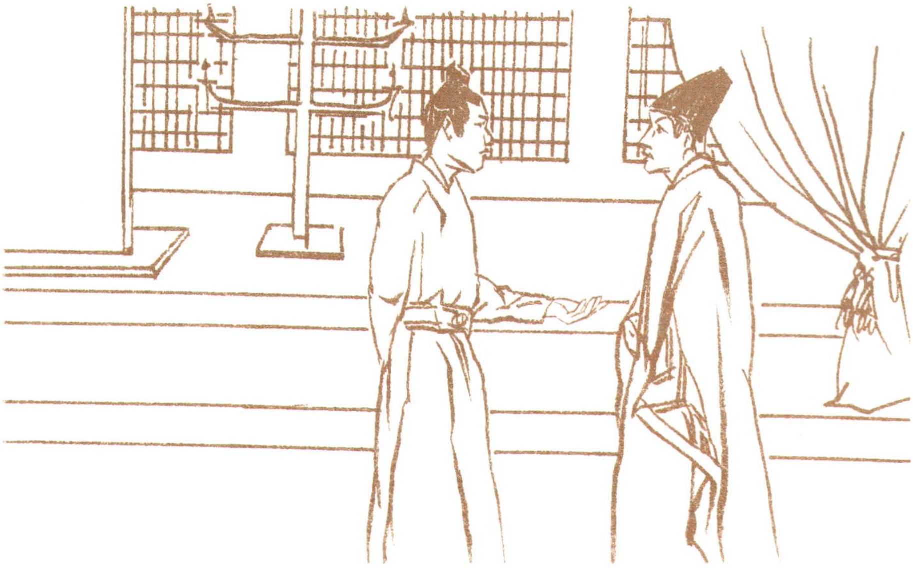

事都能够主动地去履职尽责，对于那些隐患能够做到防微杜渐，把事故隐患和苗头都能消除在萌芽状态，一切不吉利的事情都能得到杜绝，也就可以平安幸福。后世据此典故引申出成语“防微杜渐”，语见东晋韦谀的《启谏冉闵》：“请诛屏降胡，去单于之号，以防微杜渐。”用以提示在事情尚未发生的时候加以管控。在现实生活中，当灾难或错误的事情在萌芽状态的时候，就要加以防范，不让它发展下去，以免造成更大的危害。如同毁坏山崖、岩石的水，开始都是涓涓细流；参天蔽日的大树，开始也是刚露绿色的小枝。事物常常是由小而大、由隐而显的。可是人往往忽略了微小细碎的事情，而让它们发展成祸患。如果可以谨慎地对待容易的事，就可以避免危难；认真地处理细小环节，就可以远离大灾。

在医学上，防微杜渐体现了预防为主的原则。中医“治未病”的思想古来有之，《黄帝内经》认为：“善治者治皮毛，其次治肌肤，其次治筋脉，其次治六腑，其次治五脏。”任何疾病都有一个由浅入深的发展过程，高明的医生应该趁疾病轻浅的时候进行治疗。如果疾病发展到深重，会变得难以医治，比较棘手。《黄帝内经》还形象比喻之：“夫病已成而后药之，乱已成而后治之，譬犹渴而穿井，斗而铸锥，不亦晚乎！”得病后再用药，就像战乱已经形成然后去治理一样，如同渴了的时候才挖井，准备打斗时才打造兵器，这时候就来不及了。因此，“上工治未病”，即一个医生是否能对疾病做出早期诊断和治疗可以当作判断这个医生医技是否高明的标准。

应用 《韩非子·说林上》有云：“圣人见微以知萌，见端以知末。”意在强调要谨慎对待细枝末节，在细微、容易之处更要加强防范、认真负责，否则“不虑于微，始贻于大；不防于小，终亏大德”。防微杜渐一词现已被沿用为成语，在各种语境中都可使用，现代医学领域中防微杜渐的最好体现便是健康体检。健康体检是以健康为旨的身体检查，通过医学仪器对人体内部进行检视，包括临床各科室的基本检查，如超声、心电、放射等医疗设备检查，还包括血液、尿便的化验检查。体检为早期预防与治疗、防微杜渐提供了基本保障。见微知著、未雨绸缪、防患于未然的医疗方式不仅能节约人力、物力和财力，更能对生命健康做出最全面的防护。

中国传统思想特别强调先人一步，对待事情和人，我们都要有提前做好准备的思想。当我们决定去做一件事的时候，要有计划地推测事情的发展方向，在遵守事物发展规律的基础上，提前分析可能出现的好或坏的结果。

如今的世界瞬息万变，事物的复杂程度也远远超出我们的想象。我们更要有这样的意识，把影响事物发展走向的因素分析清楚。我们要走在事物发展的前面，这样才能游刃有余，得心应手。

53. 天人相应

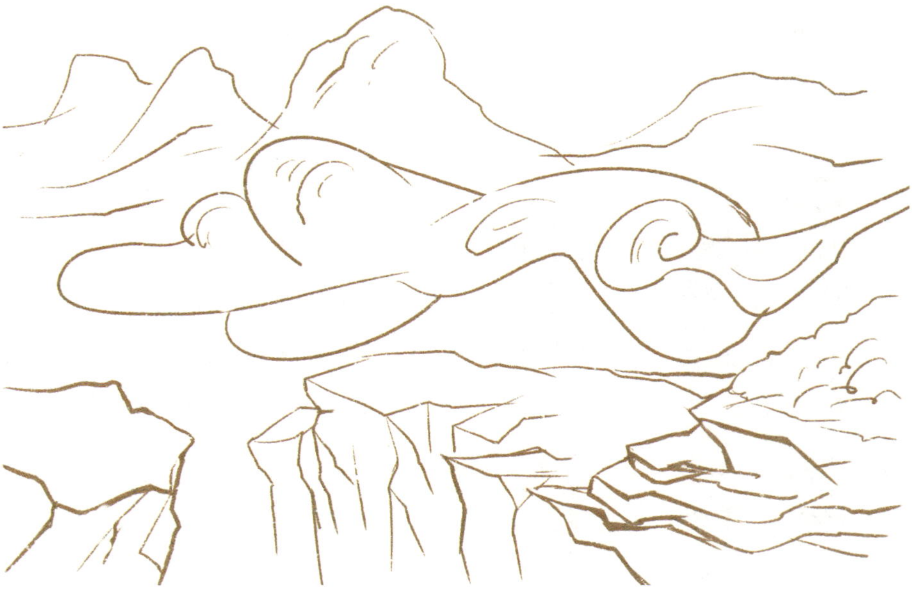

出处 《黄帝内经》。

本义 中医认为人和自然界、宇宙万物以及天地之间是互相感应、互相影响的。

解读 《灵枢 · 邪客》中提到 :“此人与天地相应者也。”这是成语天人相应的来源。天人相应，也是贯穿整个中医思维的核心。在中医理论中，人的存在不是独立的，而是和整个宇宙、万物、天地相互交映。天地之间的变化也会导致人体的变化，有时候疾病也因此而产生。

《黄帝内经》中有许多关于天人相应的描述，比如自然界有五种形态的物质（金木水火土），而人体有与之对应的五脏；自然界有山川和河流，人体内有血管和经脉；自然界有阴阳二气，人体内也有阴阳的分别。中医理论认为，人体就是自然界的微缩版本。

这种思想运用在生理健康方面，可根据自然界的变化进行养生保健；运用在治疗疾病方面，可根据四时气候、地理环境的影响选取合适的治法用药，更好地促进疾病的治疗康复。

应用 在现代科学中，有一种理论是全息理论。该理论认为任何物体中都涵盖着全宇宙的信息，通过分析某个物体就可以掌握庞大的信息量。

我们生活在地球上，外界世界无时无刻不在进行物质交换，我们呼吸空气，摄取食物，我们身体所需的物质来源于自然。虽然在几千年前，科技并不发达，而中医已经发现了这个事实。想要保持健康的身体，我们就必须让自己的生活符合天地的运转变化，让自己的饮食符合四季的生长收藏。将自己和大自然融为一体，方可真正体会舒适的生活。

54. 望梅止渴

出处 **南朝宋·刘义庆《世说新语·假谲》。**

本义 相传在东汉时期，曹操在行军将士们口渴时，说前面有一梅林，于是将士们立刻口中产生唾液，便缓解了口渴。

解读 “望梅止渴”的故事可谓家喻户晓，有的地方把望梅止渴解释为一种自我安慰或者是自欺欺人的思维，但其实并没有认识到其中蕴含的医学道理。望梅止渴并不是单纯的自我欺骗，而是人类具有的一种高级的神经反射。

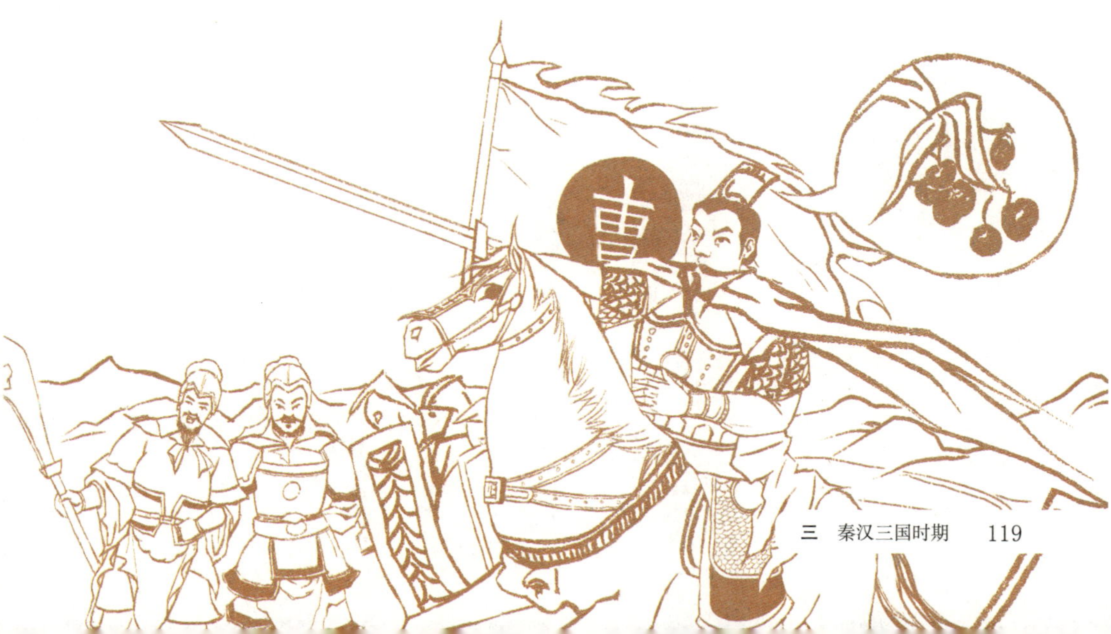

古人在日复一日的生活实践中发现，一些会引起生理反应的物质有时并不需要真正的出现，仅仅是在脑海中想象，身体也会产生相应的反应。如同喝水可以解渴，但在脑海中想象喝水的场景也可以在一定程度上产生解渴的效果。这种现象现在已经不算神秘，科学家在20世纪就通过实验证明了这实际是一种神经系统的高级活动反应，也叫条件反射。大脑可以将引起不同感官现象的事物互相联系，食物会促进唾液的分泌，而大脑记住了之后，在脑中想象食物，同样也会引起唾液分泌。

在医学上这种现象也被广泛应用于疾病的治疗，医生会运用一些想象的方式让病人的躯体感受到真正的变化，从而消除一些不良反应。

应用 “画饼充饥”“望梅止渴”，这些词语都是在说条件反射，虽然当时的人们并不是很明白其中的道理，但是却已经将这种方法运用到生活中的方方面面。这其实是一种心理影响生理的体现，有时候心理的因素会对身体产生巨大的影响。疾病的产生不完全因为身体病变，更多时候是心理上的创伤。我们需要重视这一点，守住自己的内心尤为重要。对于防病治病而言，恰如中医所讲“精神内守，病安从来”。

55. 椒浆屠苏

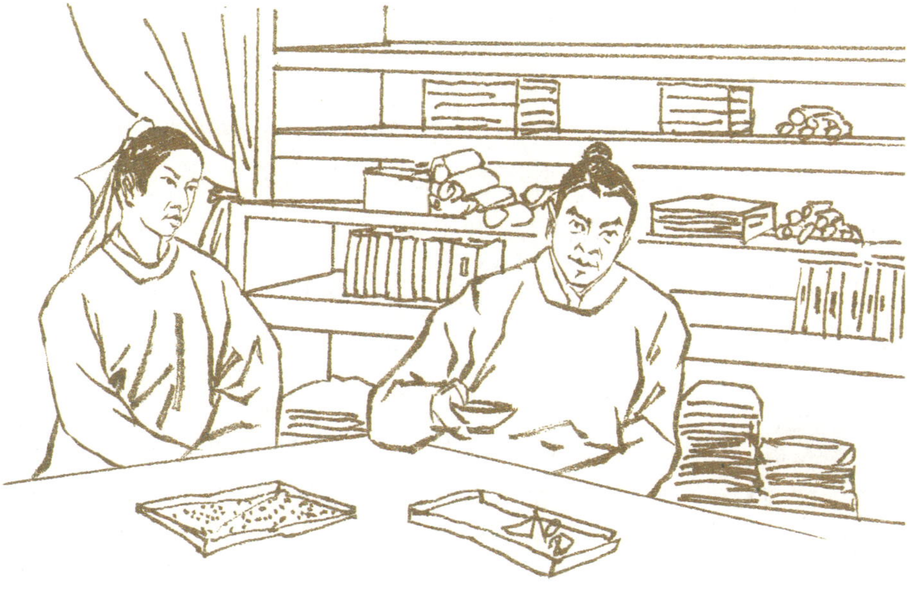

出处 **唐·韩鄂《岁华纪丽》。**

本义 椒浆和屠苏都是由中药制成的药酒，人们一般都会在岁末年初的时候饮用，能起到强身健体、驱邪扶正的效果。

解读 药用植物和某些动物同酒精一起浸泡，经过一系列的化学反应后会制成药酒。中医在几千年前就在预防保健和疾病治疗中使用药酒，特别是在逢年过节的时候，有饮用药酒祛邪固正的习俗。药酒的种类有很多种，其中比较出名的就是屠苏和椒浆。

据《岁华纪丽》记载，屠苏原本是一间茅舍的名称。相传唐朝一位名医住在屠苏房中，每到年夜时便会分给村民一包药草，让他们投入井中，新年喝了这种井水后便会一年不得瘟疫。后来药王孙思邈根据自己的临床经验，使用了几种中药进行搭配，屠苏酒也就慢慢地被流传开来。直到现在，很多地方仍有春节喝屠苏酒的习惯。椒浆又称椒酒，主要使用花椒作为原料进行浸泡，同样也是在年末岁初的时候服用，和屠苏酒的功效类似。

屠苏酒和椒酒的成分主要为一些芳香类的中药，包括香料和香草等。而这类中药主要的功效是芳香辟秽，化湿和中，温中健胃等。元旦是一年的初始，我们都希望能够从一开始就有一个健康的身体来迎接来年，所以选在这个时候饮用屠苏椒浆，不仅仅是为了身体上的保健作用，更蕴含着丰富的寓意。

应用 中医是中华优秀传统文化的集大成者，在许多的文化习俗中都有中医的影响。新年喝屠苏、端午挂艾草等都是在中医的理论指导下保障人们健康的途径。节日是喜庆的时刻，我们都希望大家幸福快乐，身体健康是幸福的基本保证。中医理论指导人们在节日和重要时刻放松的时候也要保护好身体，几千年的实践证明，这种方式是延续中华文明的关键之处。

56. 水土不服

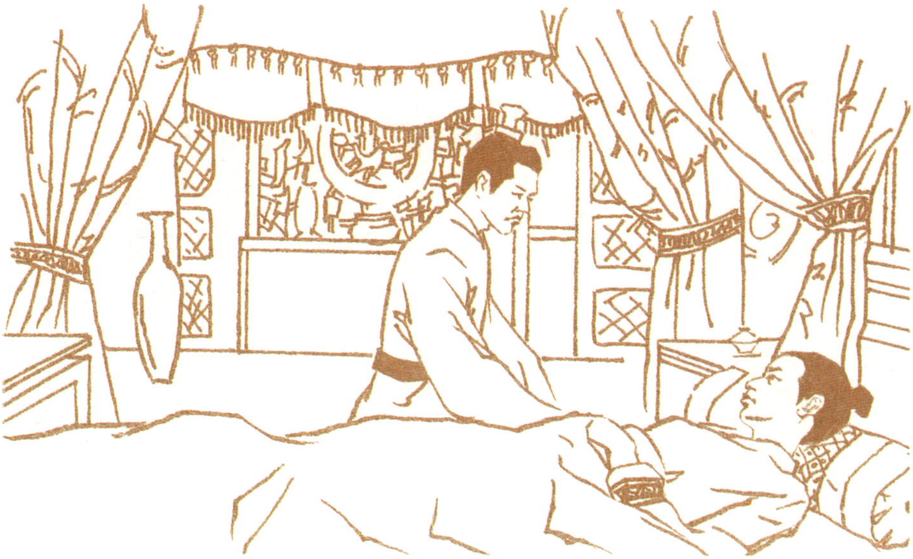

出处 西晋·陈寿《三国志·吴书·周瑜传》。

本义 由于改变了生活的地理环境、气候和饮食习惯等引起的身体和心理上的不适称为水土不服。

解读 《三国志·吴书·周瑜传》:“不习水土，必生疾病。”古代战争的时候有时需要长途行军，而居住在北方的士兵行军至南方时，经常会出现食物中毒、呕吐腹泻、失眠惊悸等不良反应，导致军队战斗力大大下降。中国古语中素来有一方水土养一方人的说法，长期生活在不同地方的人们，已经习惯了该地区的食物饮水、气候变化、地理环境，若是在短时间内迁徙到完全不同的地方，多数人都会在生理上出现或多或少的反应。中医在《黄帝内经》中就提出了三因制宜的理论，其中就包括因地制宜。这种理论认为不同的地域有不同的常见致病病因。例如南方多湿邪，西方多燥邪，北方多寒邪等。在治疗疾病的时候，要考虑不同地区的实际情况，即使是同样的症状表现，在北方和南方的用药是大有不同的。

应用 水土不服的现象在现代社会影响更大，由于交通便利，人们可以在非常短暂的时间内到达距离很远的地方。随之带来的生理影响也会更难适应，特别是时差、方位的影响。许多离开家乡到其他省市上学的大学生在开始的第一年都会感觉吃不好、睡不香，这其实就是水土不服的表现。大部分的情况比较轻，随着时间的推移，身体就会逐渐习惯，若是有比较严重剧烈的反应，要及时就医，以免耽误病情。

57. 薏苡明珠

出处 南朝宋·范晔《后汉书·马援传》。

本义 本意是指薏苡仁这味中药被误认为是价值昂贵的珍珠。比喻被人诬蔑，蒙受冤屈。

解读 中草药给人带来健康，是无价之宝，同时大多数中药产量丰富，人们取用十分便利，所以价格便宜，一般人也能消费得起。有趣的

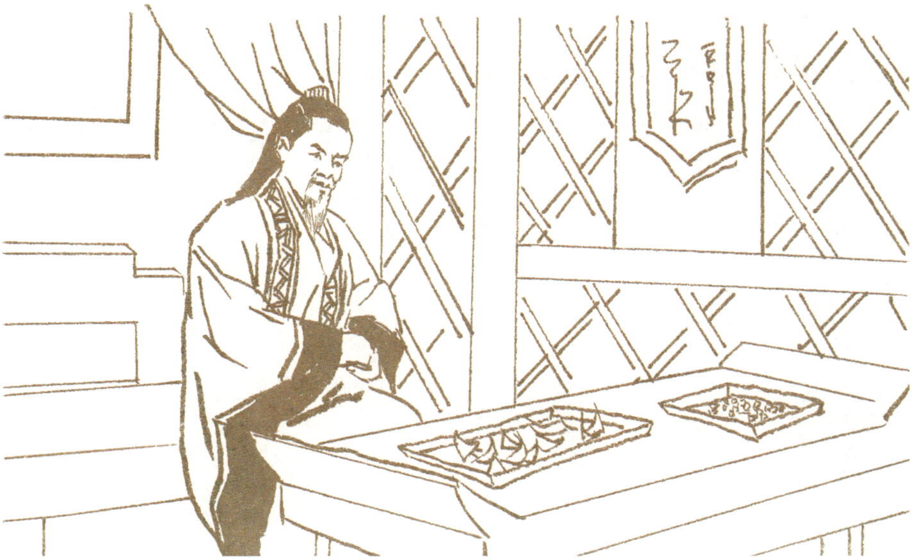

是，历史上就有因为错把中药当作珍宝而闹出的笑话。马援是东汉时期的名将，他南征北战，屡立战功，而他去打仗的地方湿气很重，易发瘟疫。他在当地发现了一种中药对抗瘟疫很有效果，于是经常在车上备着以便使用。这种中药就是薏苡仁。由于薏苡仁的样子长得和珍珠类似，当时有人发现就以为马援私藏珠宝，于是向上级告发。最后发现是一车中药，也算是有惊无险。这个故事记载于《后汉书·马援传》，也是成语“薏苡明珠”的来源。

薏苡仁是一味常用的中药，其入药有很长的历史。《神农本草经》中记载，薏苡仁是上品中药。薏苡仁生命力很强，高原、山地都可以种植。其主要功效有利水渗湿、健脾止泻、解毒散结等。薏苡仁的应用也十分广泛，在很多方剂中都可以看到它的身影。虽然薏苡仁并不是真正的珍珠宝石，但是其对于人体健康的作用名副其实，比珠宝更加珍贵。

应用 中医药是中华民族生生不息的有力保障，也是我们华夏子孙延绵不断的制胜法宝。中药材种类丰富，疗效可观，获取方便，价格便宜。有时在路边生长的野草或许就能治疗一些简单的疾病。正是因为这种广泛性和适用性，中医药历经千年仍有很多的使用价值。我们应该重视中医药这个宝库，每个人都应该掌握一些简单的中医理论和中药知识，在遇到问题的时候既可以帮助自己，也可以保护家人和朋友。

58. 齿若编贝

出处 东汉・班固《汉书・东方朔传》。

本义 在古代，用整齐编织的贝壳来形容和判断一个人的牙齿好坏，谓之齿若编贝。

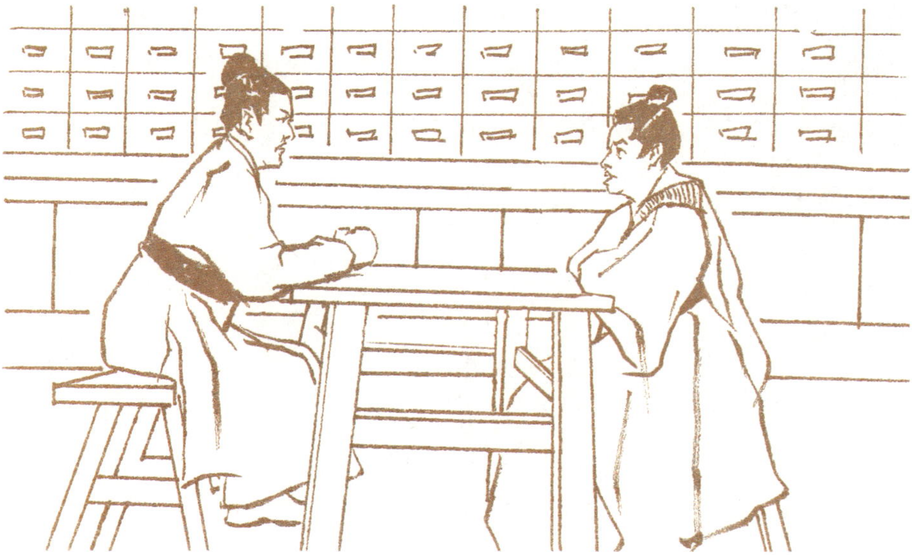

解读 牙齿的好坏对于我们的身体健康来说至关重要，一口好牙同时也是美观的象征。我们身体的营养来源主要靠摄取食物，而食物消化吸收的第一步就是咀嚼，牙齿是我们消化道的第一个功能器官。

从中医的理论来说，牙齿和五脏六腑的关系十分密切，牙齿的好坏可以反映出身体的健康程度。《黄帝内经》中描述："齿为骨之余。"中医认为肾主骨，而齿为骨之余。肾功能的盛衰会反应在牙齿上。随着人年龄的逐渐增长，肾精也会慢慢消失，而牙齿开始脱落，也可以证明这一点。而牙龈属土，牙龈红肿表示胃火旺盛、消化不良等潜在病因。

中医在很早的时候就认识到了牙齿的重要性，也提出了许多关于保护牙齿的方法。其中最主要的就是用温盐水含漱和叩齿。这两种方法可以有效地增强牙齿的稳固和质量。在治疗牙齿疾病方面，中医也有自己的特色疗法，在2000年前中医就开始使用各种草药和矿物治疗缺牙、龋齿等常见的牙病。"齿若编贝"一词本是用来形容人的外貌，同时也是对中医牙科成就最高的赞美，说明了古人对牙齿健康的重视。

应用 对于我们现代人来说，牙齿保健同样十分重要。现代科技发达，有了更多保护牙齿的手段和方法。而中医流传至今的方法操作简便，效果显著。我们建议每天起床和睡觉前都进行叩齿运动，每次三十六下，只要能每天坚持，我们就能很好地保护自己的牙齿。

59. 刮目相看

出处 西晋·陈寿《三国志·吴书·吕蒙传》。

本义 改变老眼光，用新眼光看人。

解读 眼睛是心灵的窗口，也是我们认识和了解世界最重要的感觉器官。我们用眼睛接收的信息是最多的，我们使用最多的感官也是眼睛，所以保护眼睛健康的重要性是不言而喻的。

中医认为人眼和许多脏腑之间都有关系，通过观察眼的变化可以知道脏腑的情况。眼瞳属肾、眼黑属肝、眼白属肺、目眦属心、眼睑属脾，

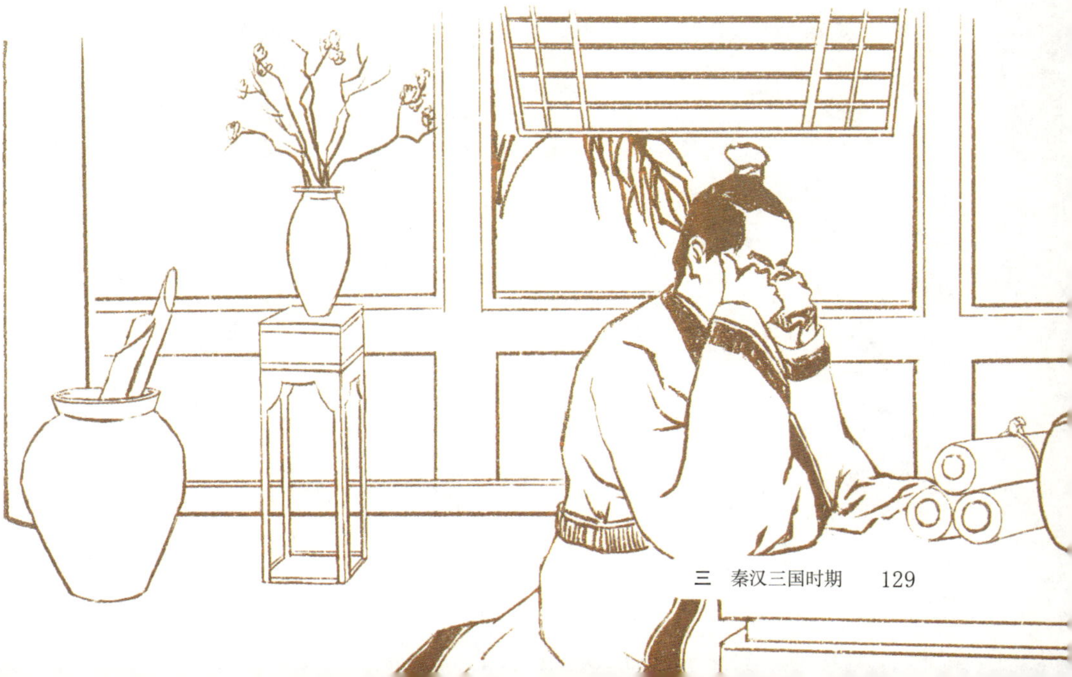

这是中医的五轮学说。而关系最密切的是肝、肾。肝脏开窍于目，肝受血而能视。所以肝藏血的功能会影响视力。肾主藏精，而目得全身之精气而能充盈，而能见物。从经脉循行的角度来说，肝经是上连目系的经脉，其气血留注和目系是相通的。

中医在眼睛保健预防方面也有很多方法，其中比较简单易行的就是刮目，刮目是用手在眼眶周围和眼睛表面有节奏地用力均匀地反复刮动，从而起到促进眼周血液循环、促进眼部精气供给、湿润温养眼睛的作用。现行的眼保健操中就有这样的动作。

正是因为刮目的方法对眼睛有很好的保健作用，每次进行刮目后，都会感觉眼前一亮，能看到更多的东西。所以就有用“刮目”一词来比喻换一种眼光和思维看待他人和世界的用法。成语“刮目相看”就是来源于此。

应用 在当今社会，电子产品的普及和使用大大增加了有害光线对于人体的伤害。许多人每天超过半数的时间都在使用电子产品，各种眼睛疾病的发生率都在呈现上升的趋势。为了更好地保护我们的眼睛，建议每使用一个小时的电子产品就要闭目养神或者眺望远方，以舒缓眼睛的疲劳。每天定时做眼保健操，不在光线对比度过高的地方使用电子产品。从每天的细节做起，这样才能使我们到了老年还可以看到世间的精彩。

60. 汗流浃背

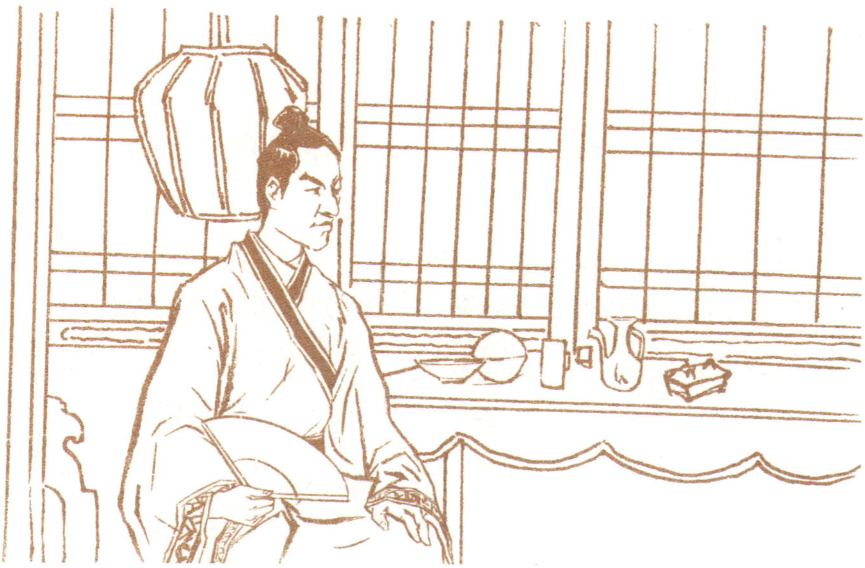

出处 西汉·司马迁《史记·陈丞相世家》。

本义 这个成语讲的是汉武帝时期的丞相周勃由于回答不上皇帝的提问而紧张流汗，汗水多得湿透了脊背的故事。

解读 由于高度紧张而导致出汗，湿透了脊背，这是生理上的一种应激反应。出汗是人体十分常见的现象，正常的出汗有助于调节人体温度，促进新陈代谢，排除体内毒素，促进消化吸收，滋养皮肤毛孔，等等。而出汗也有病理的情况，我们需要警惕和小心。

中医认为，汗为心之液，血之余，汗液和血液是同源的。汗液的产生是阴血受到阳气的蒸腾气化作用而化为水分从皮肤泄出。所以，阴阳调和，营卫二气的正常运行就会让汗液正常生发。而若是阴阳失调，就会导致自汗、盗汗、闭汗等。自汗是指人在不进行剧烈运动的时候就出汗过多，中医认为是气虚不固的表现。盗汗则是夜晚入睡后出汗过多，是阴虚火热的表现。而闭汗则是寒邪入侵皮肤，导致孔窍闭塞而无法出汗。

虽然出汗是个细小的身体变化，也需要引起重视，因为这种外在表现很可能是体内病变的早期提示。因此，针对不同的出汗表现，需要理解其中的意义并且选择合适的用药原则，尽早治疗。

应用 当下，我们在人工制造的环境中停留的时间远远超过古时候，这对于身体来说是很有危害的。为了追求舒适的生活，我们夏天待在空调房，冬天使用暖气。而原本正常的外界温度被我们拒之门外，对于汗液来说，身体自身有适应的功能，而这些人工设备在一定程度上抑制了人体自身的调节能力。如今出现许多空调病、暖气病等，包括抵抗力下降，都和皮肤汗液无法正常代谢有关。所以，无论是空调还是暖气，都不要过度使用，要保证身体接触自然界的时间，这样才能使身体更加健康。

61. 养生五难

出处 三国魏·嵇康《养生论》。

本义 养生自古以来一直都是人们关注的内容。养生是一个十分复杂的话题，真正做起来很有难度。“竹林七贤”之一的嵇康在他的文集中提到了“养生五难”，全面地论述了养生需要克服的种种障碍。

解读 嵇康是三国时期魏国著名的士人，也是“竹林七贤”中的一位。他是著名的思想家、音乐家。他崇尚道家理论，追求随顺自然、表达真性情。在养生方面嵇康也有自己的思想，曾经写了一篇《养生论》一直流传至今。嵇康的作品集中提到了“养生五难”，他总结了养生需要克服的五种困难，分别是追逐名利、狂欢暴怒、贪恋声色、嗜食肥甘、过度思虑。这五个方面是每个人都会面对的生活中的矛盾和取舍，即使是几千年后的今天，仍然具有现实意义。名利人人都喜爱，而过度追逐名利则会对身心造成伤害；每个人都有喜怒的情绪，但若是喜怒无常甚至疯狂，则会危害心理健康；对美的追求无可厚非，但若为了追求美色、美食、美乐、美物而没有节制，则会伤精耗气；思考是人类最高级的功能，但是如果从早到晚都胡思乱想，则会导致心神不宁、心烦意乱。嵇康从欲望、情绪、思维等多个层面的阐发，涵盖了生理和心理方面的多个问题，全面而有条理地指出了养生中的困难，十分精辟。

“养生五难”中也蕴含许多中医的理论，包括身心合一、生活节制、情志内伤等，体现了嵇康的医学思想，为后世养生提供了理论和实践的指导。

应用 养生实质上是和人类的本性做斗争，这个过程十分困难。完全的淡泊名利容易变得懒惰，不求上进；而执着于此则会钩心斗角、不择手段。压抑情感会导致精神丧失，放纵情感则会精神崩溃。如何在其中找到平衡点，需要在生活中慢慢体会和研究，这是一生的课题。

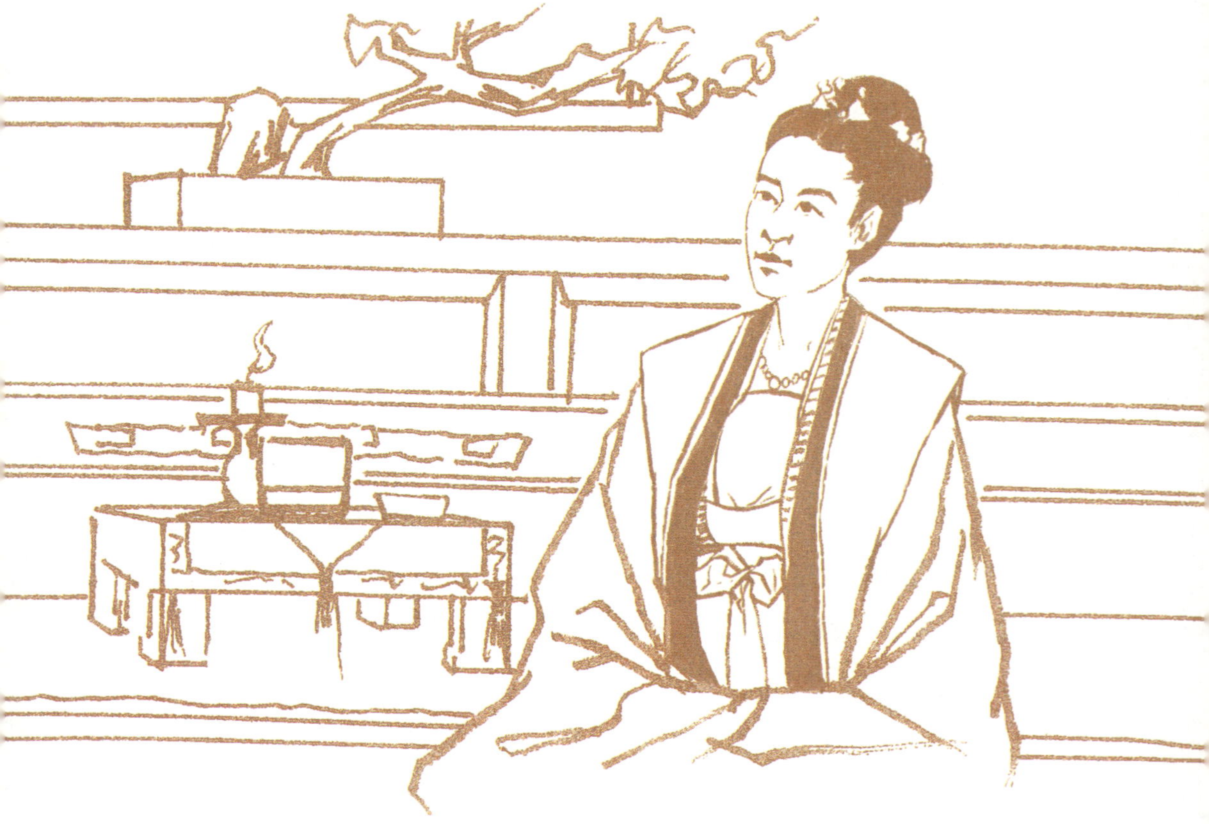

四 魏晋南北朝时期

62. 洛阳纸贵

出处 唐·房玄龄《晋书·左思传》。

本义 “洛阳纸贵”讲的是西晋文学家左思潜心十年而写出的名篇《三都赋》被当时的人们竞相传抄而导致纸张价格大涨的故事。

解读 “洛阳纸贵”一语出自《晋书·左思传》。左思出生在一个世代学儒的家庭，他小时候不聪明，也不曾获得族中长辈的认可，但凭借后天努力，以资先天。左思在其爱好的文学领域孜孜不倦，持续深耕，获得了很高的文学造诣，并成为著名的文学家。他曾经花十年时间游历三大都城，把各地的风景名胜都记载下来，最后写成了《三都赋》。《三都赋》一经写成，轰动文坛，皇甫谧也为这篇文章作序，引得洛阳各路豪门、名士甚至老百姓都买纸竞相抄写，一时间导致纸张价格上涨，这就是“洛阳纸贵”的缘由了。

而在这个故事里有个重要的人物就是皇甫谧。如果不是因为皇甫谧为《三都赋》作序，这篇文章也不会被如此广泛地传播。皇甫谧在二十岁前耽于玩乐，后来受其叔母感化，拜师学艺，熟读经典，也成了一代文豪。而中年之后，皇甫谧深受疾病困扰，自学中医，并编写了举世闻名的《针灸甲乙经》，《针灸甲乙经》被认定为迄今为止出土和传世文献中最早的针灸理论专著，其中的理论和实践经验时至今日仍然实用。或许也正是因为他深厚的文学功底，才让他后来的学医生涯有如神助，获得成功。

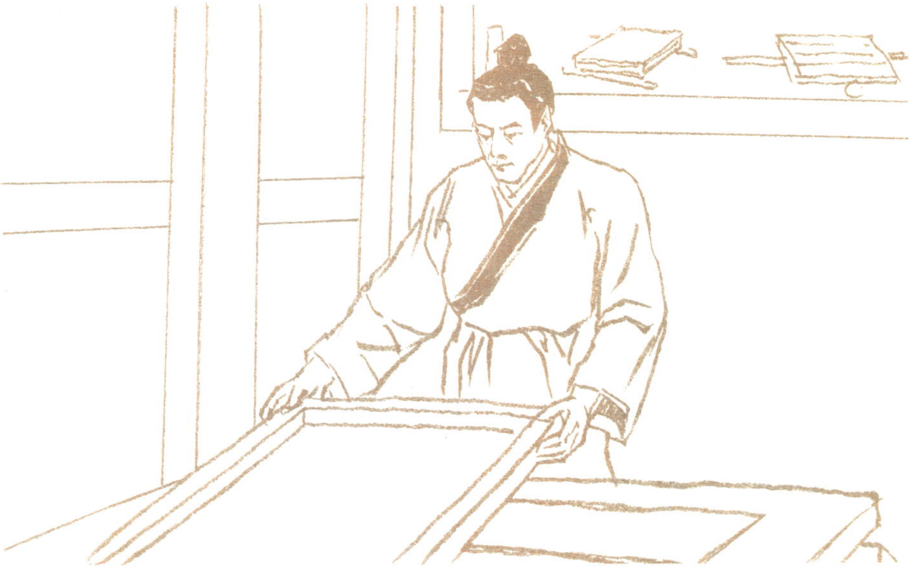

应用 远古时期乃至中世，甚至到了近代，许多中医都不是专职的，而是拥有多重的身份的。也有很多是中年后才自学成才。医圣张仲景官至长沙太守，“金元四大家”之一的朱丹溪三十六岁才开始学医，许多著名的思想家、文学家都对医学有深刻的研究。中医文化是中华文化的一部分，中医作为中华民族的传统医学流淌进了民族血脉中，做事做人和学医都是一脉相承的，当然，身体健康是工作、生活的根本，而掌握一些基础的医学知识和养生保健方法有备无患。

63. 医道兼修

出处 唐·房玄龄《晋书·王羲之传》。

本义 王羲之因其书法技艺高超和流传千古的《兰亭集序》被世人誉为书圣，除此以外，王羲之对于道家修炼和中医养生也颇有研究，是一位医道兼修的达士。

解读 王羲之是东晋时期著名的书法家，在历史上享有盛誉，人称书圣。他有很多书法作品传世，其中广为流传的就是《兰亭集序》，行文疏朗简净而韵味深长，笔画圆润挺拔，风格流丽妩媚，被李世民赞曰“观其点曳之工，裁成之妙，烟霏露结，状若断而还连；凤翥龙蟠，势如斜而反直”，无论从书法还是文学的角度都有极高的价值。

除喜好书法之外，王羲之还热衷于修炼和养生。他的许多书法作品中都有与食疗和养生相关的论述。

王羲之出身名门贵族，自幼便研习老庄的道家养生思想，《道德经》是他最为推崇的著作。在生活上，王羲之践行道家理论，清心寡欲，顺应自然，这些也能体现在他的书法作品上。王羲之的书法刚健有力，正直不阿，也是他日日修习的结果。年轻的时候，王羲之曾服用五石散，导致胃气受损。而后他学习中医理论，从食疗的角度给自己治疗，并总

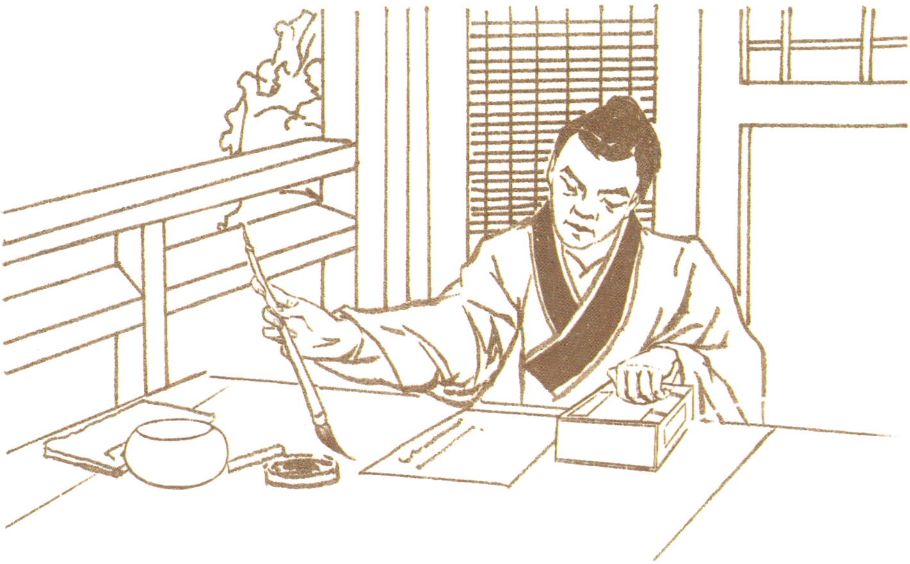

结了一套养生的方法。

《兰亭集序》充分透露了王羲之对生命和自然的态度，他认为人的生命要和大自然融为一体，从而得到一个新的境界。在整篇文字中，处处散发着对生命终极问题的思考，体现了王羲之缜密的逻辑思维能力和辩证分析能力，最终使其文得以千古传颂。

应用 我们应该向王羲之学习，在平时的空闲时间中多学习一些有助于自我修养的知识，无论是养心还是养生。我们要将这种修养融入内心，形成习惯，在日后对待自己、他人、工作和生活中才能做到知行合一。

64. 寄奴疗伤

出处 唐·李延寿《南史》。

本义 南北朝时期的宋武帝刘裕，字寄奴，在一次带兵打仗的过程中，偶然发现了一味中药，并将其命名为刘寄奴。

解读 中医所使用的中药材种类十分丰富，动物、植物、矿物等只要是能够对身体起到治疗作用的都被视作中药的来源。而中药的命名方式也各式各样，有的根据颜色形态进行命名，如大黄；有的根据功效作用命名，如防风；有的根据产地命名，如川芎。此外，还有中药因为一段故事或者传说而命名，刘寄奴这味中药就是因一位皇帝而得名。

据《南史》记载，南北朝时期宋武帝刘裕在一次出征中带兵追击敌方残余部队，却被一条大蛇挡住了去路。刘裕张弓将这条大蛇射伤。第二天，他的部下去探路的时候发现有数名青衣童子正在捣药，便询问他们为何在此。一个童子回答，昨日你们射伤我们的主人，我们今天来此地采药为他疗伤。众人感觉十分惊奇，于是回去禀报刘裕。等刘裕带部队再回到原地，那些童子已经消失不见，地上却留下了一些草药。后来，他们把这些草药带回去，发现这些药可以活血通经，治疗跌打损伤。大家都认为是因为刘裕射伤了大蛇而得药，于是便给草药起名刘寄奴。

刘寄奴是一味伤科上常用的中药，其生长于山坡和树下，主要在江浙一带。

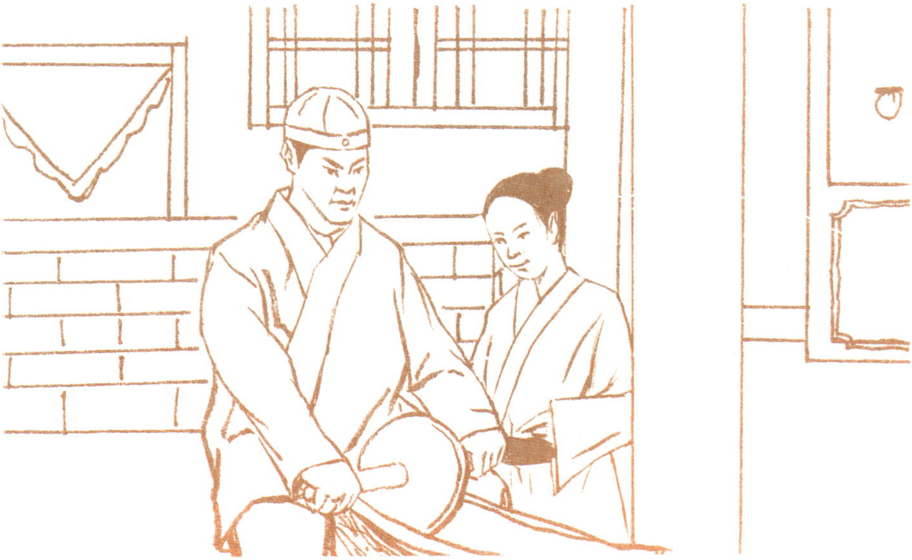

应用 有关中药命名的传说故事还有很多，其中不仅蕴含着丰富的文化意义，还承载了古人积极努力与疾病做斗争所总结的宝贵经验。这些民间故事不仅生动有趣，还具有考古价值，是一份沉甸甸的史料，通过对这些故事的仔细研读和考证能够更加清晰地了解中药的来源和作用，丰富中医药文化的宝库。

65. 陶潜论方

出处 东晋·陶渊明《陶潜方》。

本义 陶渊明是一位著名的诗人，他不但对诗词有高深的造诣，而且对中医也很有研究，曾撰写《陶潜方》一书。

解读 陶渊明，字潜，所以又叫陶潜。陶潜是东晋时期著名的诗人

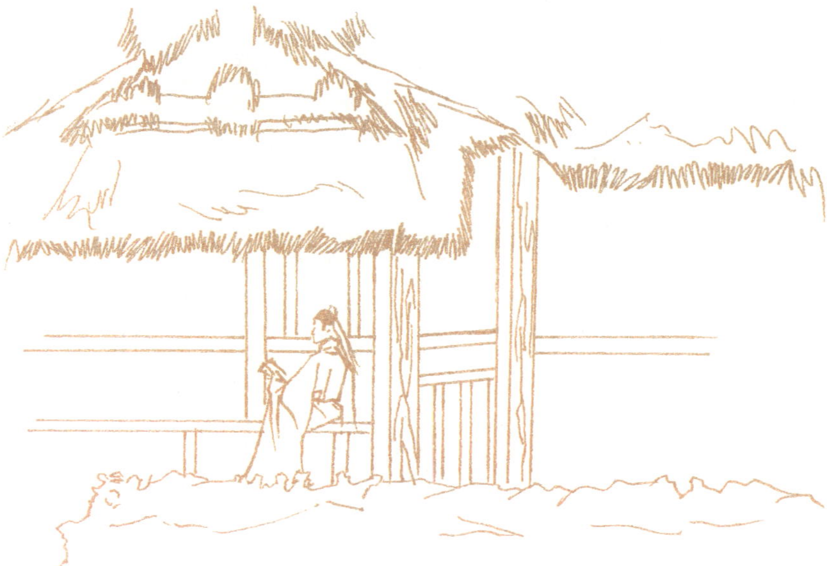

和思想家，他曾经写下脍炙人口的“采菊东篱下，悠然见南山”。他的代表作《桃花源记》更是家喻户晓。他一生追求自然生活，随心而动，不为生活屈服。早年皇帝曾请他当官，但他断然拒绝，留下了“不为五斗米而折腰”的传奇故事。他的诗作大多描述环境优美宜人的自然风景和乡村生活，崇尚恬淡虚无，宁静致远。

陶潜对中医的养生也十分重视，他本人也是中医养生的实践者。他曾经写下一本医书，叫《陶潜方》，里面记载了许多他对于用药的经验。由于年代久远，现在我们不能看到全书，但是他的养生理论却早已随着诗句深入人心。

应用 陶渊明淡泊明志、宁静致远的处事态度，在时隔一千多年后的今天看来依然熠熠生辉，格外动人。天下熙熙，皆为利来;天下攘攘，皆为利往。有的人被金钱迷惑，被权势俘虏，在无止无休的利欲追求中渐渐迷失自我，无论是身体状况还是精神状态都每况愈下。陶渊明的养生观念至今仍然没有过时，对我们的健康生活有着重要的指导意义。

66. 甘门国老

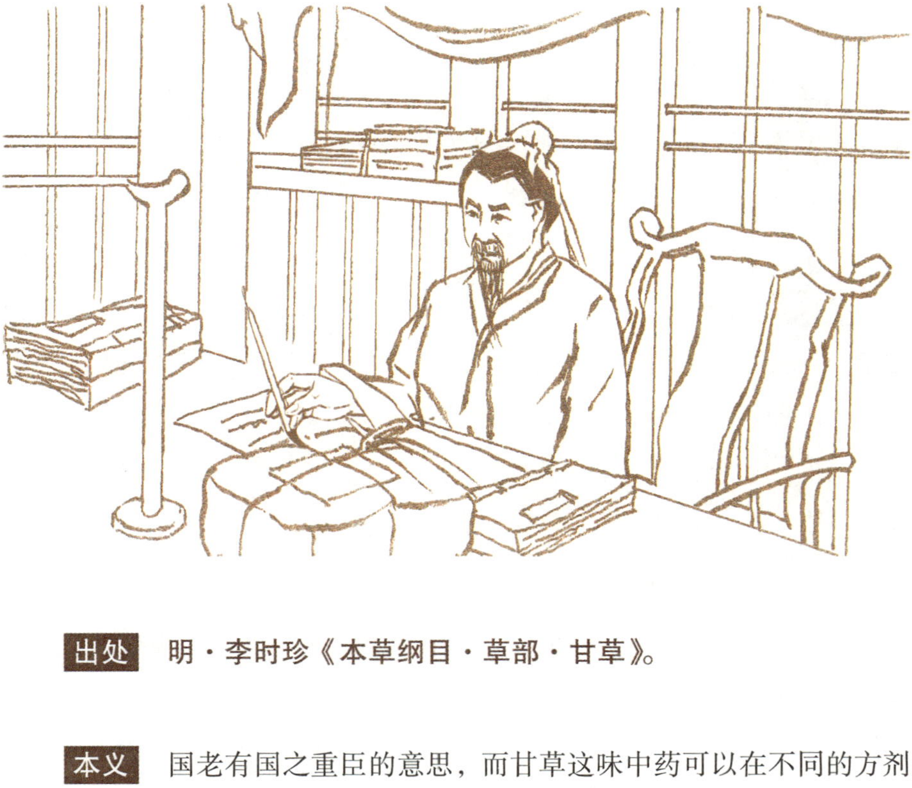

出处 明·李时珍《本草纲目·草部·甘草》。

本义 国老有国之重臣的意思，而甘草这味中药可以在不同的方剂中充当不同的功用，乃国之药老也，于是甘草也被称为国老。

解读 中药的作用和在方剂中的地位一般来说是比较固定的，但是有一味中药却比较特殊。它的功效和作用随着不同的配伍会有变化，同时在不同的方剂中可以作为君药主导治疗，作为臣药辅助治疗，或者作为佐药和使药行使功能。在很多方剂中使用这味药调和其他药物的药性，使整个方剂合为一体。这味神奇的中药名为甘草。

甘草是豆科植物，其主要分布在东北、华北和西北地区，具有补脾、益气、解毒、缓急、调和等多种功效，其中最特殊的便是可以调和其他药物的功能和药性。南朝时期，名医陶弘景对甘草这味药十分重视，他所开出的药方中大多都包含甘草这味药，有人曾经问他为何如此喜爱甘草，他说道：国老者，甘草之美称也。甘草调和众药，使之不争，堪称国老矣。陶弘景曾用甘草治好过梁武帝的疾病，他把甘草称为药中国老。

国老是指一国之重臣，整个国家的安定都要靠国老。甘草在草药的王国中，也是十分重要的，所以陶弘景称之为国老，这是对甘草很高的评价。后来，人们便把甘草叫国之药老。

应用 甘草对于中药和方剂来说，是一个调和剂，一个方子里有了甘草，就会使方剂中的各种药配合得更适当。这对于我们处理人际关系来说也十分有启示意义，我们无论是在学习还是工作中，团队合作都是很重要的。一个和谐、融洽的团队气氛，可以事半功倍地完成任务。而在每个团队中，大家的性格各异，能力不同，总会出现多多少少的摩擦，这时候就需要有个人可以团结大家，从中调剂，发挥每个人的长处，处理团队矛盾，我们都需要向甘草学习，做一个调和人际关系的人。

67. 魏晋风骨

出处 宋·严羽《沧浪诗话·诗评》。

本义 魏晋时期特殊的时代背景和社会风气酝酿了许多独特的人生观、价值观、审美观，也诞生了许多名人雅士，后世称之为“魏晋风骨”或“建安风骨”。

解读 魏晋时期是中国历史上一个比较重要的时期，对于文学、艺术、思想和哲学的发展来说，魏晋时期也是承上启下的年代。魏晋是一个乱世，上接三国时期，下接盛唐，唐初的许多思想也都源于魏晋。“建安七子”、“竹林七贤”、陶渊明、王羲之等这些名垂不朽的大家都生活在那个时期。对于中医的生命观和养生观的形成来说，魏晋时期也是贡献最大的。

由于连年的战乱，人民生命没有保障，流离失所，导致老庄的道学思想在士人们中影响逐渐增大，后来慢慢地发展为一种玄学，现在也叫“魏晋玄学”。这个流派认识到人的生命是短暂的，人生的意外和灾难无法回避,而可以追求的唯有精神上的超越和满足。于是他们开始放浪形骸，越名教而任自然，出世隐居，等等。

这种思想对于战乱后的国家的确起到了休养生息的作用，人们的生

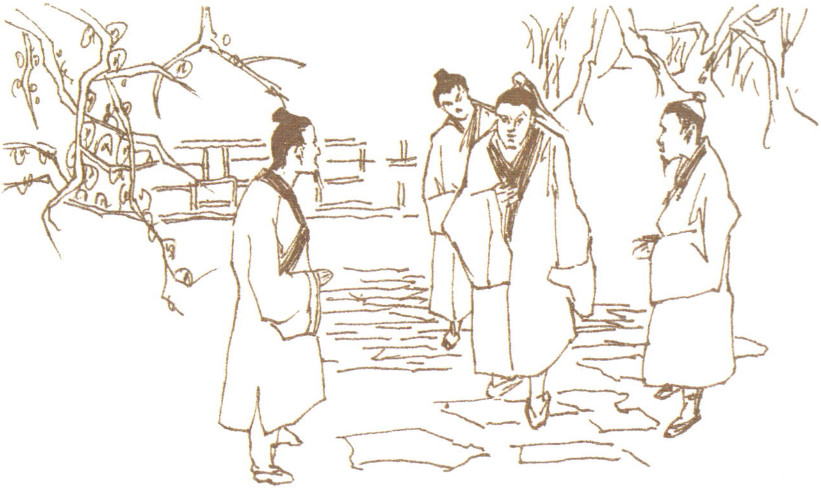

活开始回归正轨，但同时也有一定的消极影响。

在中医养生方面，魏晋时期提出了许多独具特色的理论，如性命双修、形神共养、生命至上等，同时总结了一套道家内丹养生法。这些理论和方法对后世中医学的发展有极大的影响。

魏晋时期的士人们通过自己人生的经历和学识，发挥道家养生思想，形成了一股风气，我们称之为魏晋风骨。

应用 魏晋风骨体现了古人的士大夫精神，在当时那种国家战乱、时局动荡的年代，他们用自己独特的行为和志趣，表现出对当时政局混乱的不满、对民生疾苦的关切和对生命意义的追求。这是一种敢于挑战权威、不随波逐流的胆识和气魄。

在中国的历史中，正是因为有许许多多这样的人存在，我们的国家才在一次又一次的天灾人祸中不断成长。直至今日，这种精神仍然体现在中国人身上。他们有情怀，有抱负，敢于创新，勇于挑战，为新中国的发展和建设做出了巨大的贡献。诸如魏晋风骨这样的时代精神是古人留下的宝藏，我们应当传承和延续，在新时代发挥出更加丰富的内涵。

68. 杯弓蛇影

出处 **唐·房玄龄《晋书·乐广传》。**

本义 原义是将映在酒杯里的弓影误认为蛇，后比喻因疑神疑鬼而引起恐惧。

解读 “杯弓蛇影”一词，讲的是西晋时期，有一位士人名叫乐广，他发现有一位好友最近半年都没有来拜访过他，于是便问起缘由。那好友答复说：“上次在你们家喝酒的时候，我拿起酒杯，发现杯中有一小蛇，顿时心中恐惧害怕，等我回到家中便得重病，也不敢再来你家喝酒了。”这事情听起来十分蹊跷，乐广也百思不得其解，后来他突然想起，自己家里墙上挂着一把弓箭，应该是那弓倒影出现在酒杯里，才会出现蛇影。他再次邀请好友到家，亲自向他演示了杯中有蛇影的真相，友人的心结顿时解开，身体上的疾病也突然好了。

这个故事就是中医心理疗法的实际运用。“杯弓蛇影”是由于心理上对某些东西感到恐惧而受到惊吓，同时引发生理不适的一种心身合病。中医理论认为，心理和情志的变化太过剧烈，就会引发身体疾病，现在的医学研究也证明了这种现象。

心病还需心药医，针对心理疾病的治疗和实践，中医在古代就有许

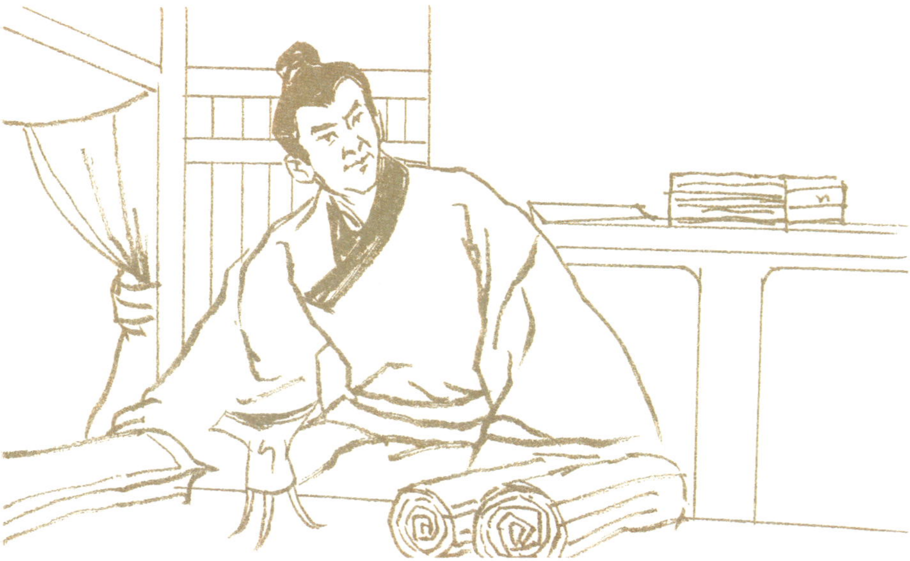

多例子，中医也十分重视心理健康。中医理论认为，脏腑与情志相互对应，大怒大喜都会对身体产生负面的影响，《三因极——病证方论》将喜、怒、忧、思、悲、恐、惊七种情绪列为致病内因。七情之中，任何一情过了头，都会导致健康受到损害，有“怒伤肝，喜伤心，思伤脾，忧伤肺，恐伤肾”的说法。

应用 在今天这个时代，疾病并不是由单纯的身体原因所导致，心理疾病所占的比例越来越大。“杯弓蛇影”所讲的其实是由于错误的心理暗示所导致的认知偏差，是疑心病的一种表现。疑心病在现代社会中也常见，多被诊断为强迫症、抑郁症、焦虑症，严重的会出现幻听幻视，产生被迫害妄想，甚至发展成为精神分裂症。对于这类疾病，中医可以通过正面认知或者因势利导的手段，结合情志疗法、音乐疗法、祝由法等进行干预与治疗。

69. 形散神灭

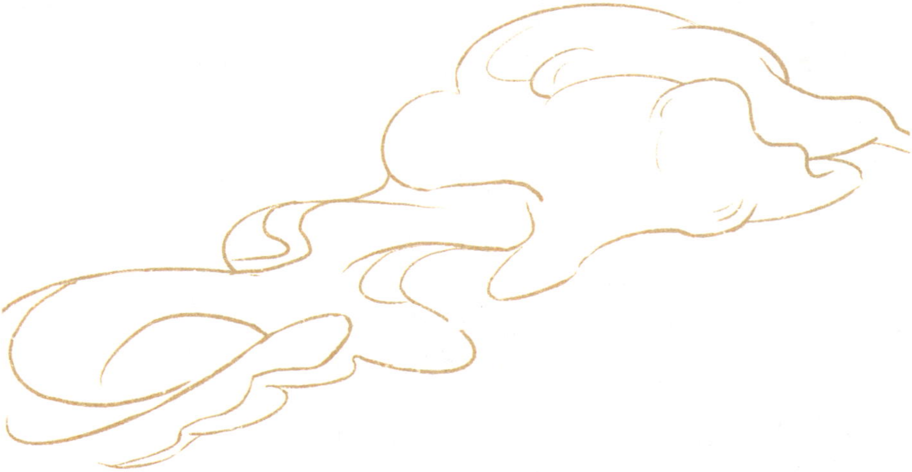

出处 南朝齐梁间·范缜《神灭论》。

本义 神和形，是中医特别重视的两个概念。中医理论讲究形神合一，两者互相影响，形荣而神存，形散而神灭。

解读 在西方哲学的范畴中，最重要的是第一性，即物质和精神何者为第一。若是认为物质第一，则属于唯物主义；若是认为精神第一，则属于唯心主义。而在中国哲学范畴中也有类似的概念，我们称之为形和神。“形”就是有形之物，“神”代表精神活动。

在南朝时期佛教盛行，而佛教是以唯心主义观点作为其理论核心的，在当时对于精神不灭的说法有很多。范缜是当时著名的唯物主义思想家，他对这种观点表示反对，于是写了一篇《神灭论》，系统地阐释了神和形之间的关系。文章中写道："或问予云：神灭，何以知其灭也？答曰：神即形也，形即神也。是以形存则神存，形谢则神灭也。"范缜认为，神和形是一体的，神不能脱离形而独立存在，形是神产生的基础，所以形灭神不存。这是一种辩证唯物主义思想，对整个哲学发展史都有很深的影响。

中医理论认为，人的身体形态是物质基础，神的产生是因为人体禀受父母精气，加上后天饮食中精气的滋养，通过人体的运化而产生。而神又可以主导和控制人体的生理活动，起到反馈调节的作用，两者相辅相成，互相影响。身体的疾病会影响精神的状态，精神失调同样也会引起身体不适。

在治疗上，中医讲究形神并治，在用药的时候也注意精神修养，使人的精神和身体都达到健康和谐的状态。

应用 无论是儒家讲的中庸之道，还是道家说的福祸相依，乃至中医的身心理论，都是辩证唯物的体现。我们在日常生活中，如果尝试以辩证的思维去思考问题，或许能够见微知著，以全面和系统的视角，作出最正确的决定。

70. 真神佛性

出处 **南朝梁·萧衍《立神明成佛义记》。**

本义 梁武帝萧衍对佛教理论有深入的研究,他认为真神即佛性,主张神不灭,并据此对生命观和疾病观进行了阐释。

解读 佛教自汉代传入中国以来,其博大精深的哲学理论便在中国

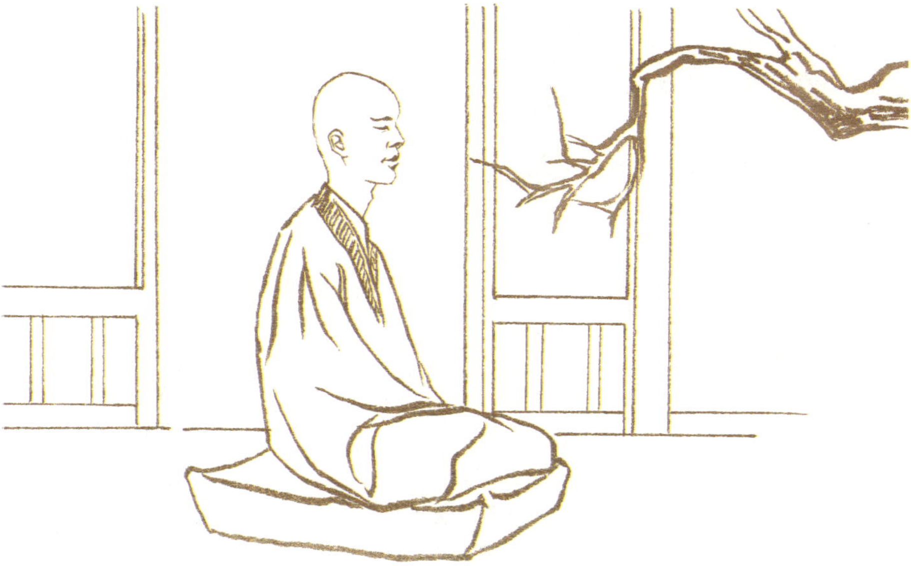

生根发芽，许多思想家和上层官员都对佛教理论十分重视。梁武帝虽然是皇帝，但是他对佛教的理论很感兴趣，结合自身理解和体悟，对其中的佛性论提出了自己的观点。梁武帝在其撰文《立神明成佛义记》中提到："故知生灭迁变酬于往因，善恶交谢，生乎现境，而心为其本，未曾异矣。"梁武帝认为，佛性是不变的，真神即为精神和灵魂的意思，无论世事变迁，我们的精神是不灭的。这也是涅槃学说和因果轮回说的理论基础。而真神说和疾病有什么关系呢？梁武帝认为，神识不灭，那么我们曾经所做的善恶都会体现在我们的身体上，即使是生命消失，也会随着新的肉身的获得而继承。虽然说从科学的角度无法证明这种观点，但是他也从一个角度引导人们注重养生，积极行善。

应用 随着物质的丰富和生活的便利，现代的人欲望很容易得到满足，从而失去控制。有的人每天享受着美食、美色、美音带来的感官刺激和快乐，而生活节奏紊乱，身体不堪重负，早早报废。更有甚者为非作歹，毁掉一生。而很多人认为，人生苦短，尽量享乐，这也是乱象丛生的源头之一。而梁武帝提出的真神说，把因果轮回和善恶报应结合，使人产生畏惧的心理，知道自己做的好事坏事都会反映到身体和精神上，以此鼓励和督促民众生活有节，注重保健，这未尝不是一种积极的尝试。

71. 刘伶醉酒

出处 南朝宋·刘义庆《世说新语·任诞第二十三》。

本义 刘伶是“竹林七贤”之一，喜欢饮酒，外号醉侯。传说其有次喝了杜康酿的酒后一醉三年而不醒。

解读 在中国传统文化中，酒是一个特殊的文化载体，有丰富的历史渊源和实用价值，比如逢年过节要喝药酒辞旧迎新，有朋远来要用好酒款款相待，国之大事要以祭酒誓约立盟。中国是世界上最早开始酿酒的国家之一，有传说是杜康最先发明酿酒的方法的，于是后来为了纪念他，酒也被称为杜康。那么在杜康酿酒的年代，有位著名的人士，他是“竹林七贤”之一，名叫刘伶，他生性聪明，但却奉行老庄思想，提倡无为而治，不愿入朝做官。他有个爱好就是喝酒，相传，有一次他路过一个酒坊，上面贴着横幅，写着“不醉三年不要钱”，于是便心想“这酒家肯定是不知道我刘伶的能耐”，结果他喝完三杯酒，便一醉不醒，真的醉了三年，后来才知道，这酒坊的主人便是杜康。正是因为这个传说，既烘托了杜康的酒好，又说明了刘伶的酒力，于是后人便称：杜康造酒刘伶醉。

在中医的养生用药中，酒有着非常重要的地位。中医认为，酒为水

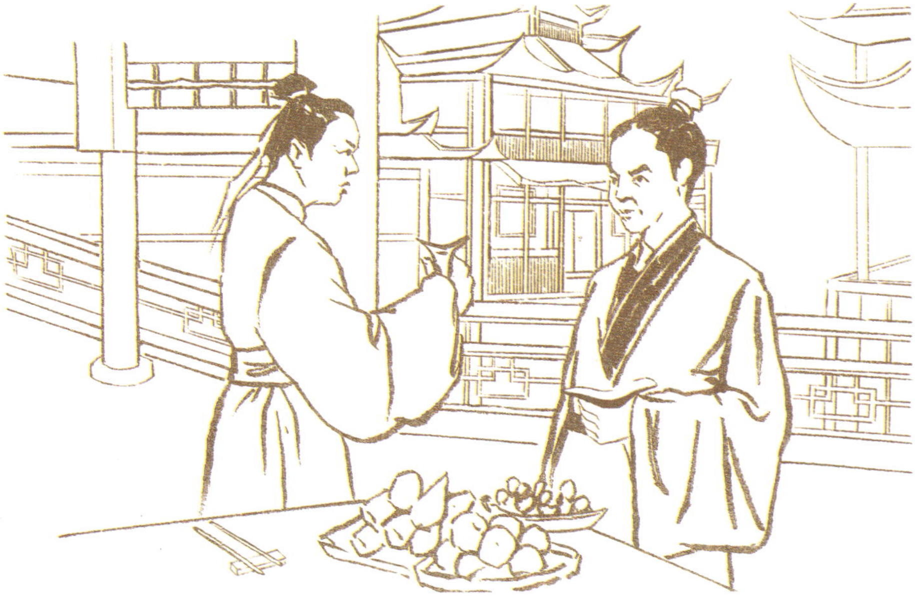

谷之精，熟谷之液。酒有通利血脉、行气御寒的功效。在一些方剂的服用中，需要用酒作为引经之物，以助药力。有些中药在炮制的过程中要用酒制，以改变药性或者降低毒性。酒可运用于外伤敷药，起到杀菌消毒、通经活络的作用。

应用 酒的实用价值和药用价值都很高，但是必须在合理的运用范围内。过量饮酒对身体的伤害很大，酒精会麻痹神经系统，损伤消化道及胃黏膜，对肝脏和肾脏的代谢功能也有不利作用，所以我们在日常使用酒精产物的时候必须遵守法律法规，在此基础上酌情使用，才能保障自身的健康。

72. 嗜痂成癖

出处 南朝宋·刘敬叔《异苑》。

本义 欲望人人都有，我们要正确面对，适当处理。“嗜痂成癖”就是一个欲望扭曲变形的病态结果。中医自古重视人们的精神健康，对情志欲望的病变也有很多深刻的研究。

解读 《异苑》这本书主要记载奇诞之事，其中讲到古代东方有个人喜欢吃人身上所长的疮痂，还觉得那味道和鳆鱼类似。这种现象在今天一般被解释为异食癖，正常的食物不吃，反而吃类似泥土、头发等不是食物的东西。其中原因可能是生理疾病如寄生虫病等，也有一部分原因是心理异常。

从中医的角度看，这种异食癖属于情志欲望异常的一种。我们人都有七情六欲，如吃美食，住豪宅，穿华服。

这些欲望在适度的情况下有利于身体健康，但若是过度追求或者过度压抑则会损害身体。过多的追求欲望会导致贪婪无度，恣意放纵，耗散身体精气。过于压制欲望则会导致异常情志的显现，或者爆发出对异常事物的爱好。异食癖就是欲望压制过多的表现。《黄帝内经》认为圣人得以度百岁乃去，今人则半百而衰，正确认识和自我消化欲望会让我们

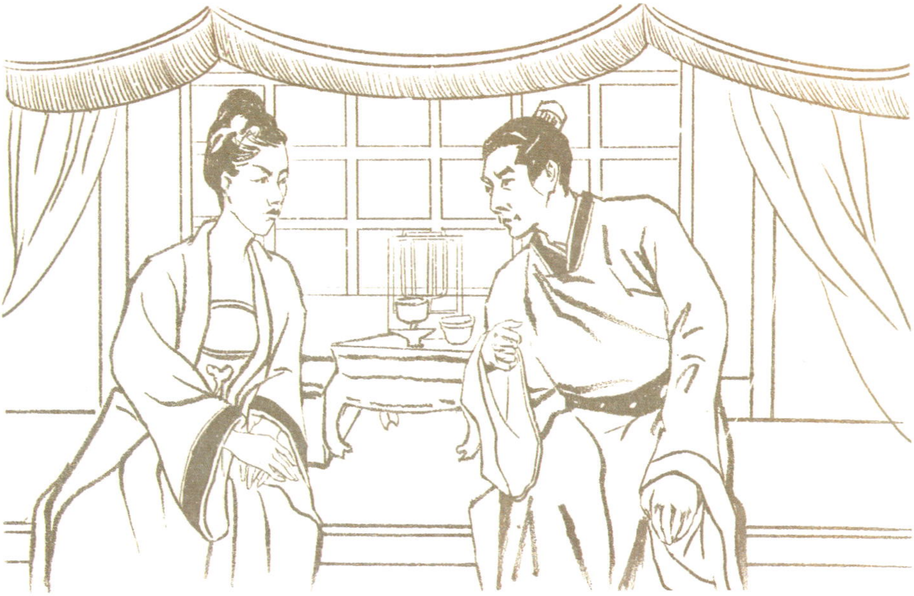

身心舒适，不合理的追求和压抑则会招致病患。

应用 关于欲望的讨论，从古到今，从国内到国外都一直存在。儒家是“富贵为人之所欲也”，道家是“不见可欲，使民心不乱”，佛家是“从爱欲生忧，从爱欲生怖”。至于西方心理学讲的本我和超我，都在从各个方面解释欲望和人的关系。欲望是我们无法回避的问题，只要我们需要生存，我们就需要面对欲望，生本来也是一种欲望。所以，我们需要发挥欲望的积极作用，防止消极作用。主动控制欲望而不要被欲望所控制，做自己生活的主人。

73. 鉴貌辨色

出处 南朝梁·周兴嗣《千字文》。

本义 通过观察人的表情、举动等从而推测其内心的思想，并做出行动。

解读 《千字文》:“聆音察理，鉴貌辨色。”这句话的意思是听别人说话的语气腔调就可以分析他想要表达的意思，看别人的表情面貌就可以判断他的思想感情。这是因为我们内心的变化会通过外部表情和声音反映出来，比如生气的时候音量提高、面部发红、眉毛紧锁，开心的时候放声大笑、面容亲和、眉毛松弛。现代心理学对这种现象有很多的研究。

中医学在这方面的理论水平是世界一流的，中医诊断有望、闻、问、切四诊，其中望诊就是通过观察患者面部的状况分析内在脏腑的病变。中医对于人体面部、五官、皮肤所表现出的色泽、温度、干湿度、赘生物等都有理论分析，同时以脏腑阴阳五行理论为指导，可以透过表面看本质，发现身体内部的病变。这是中医长期实践的经验所成，即使到了今天，仍然运用在中医的治疗中，而且效果良好。

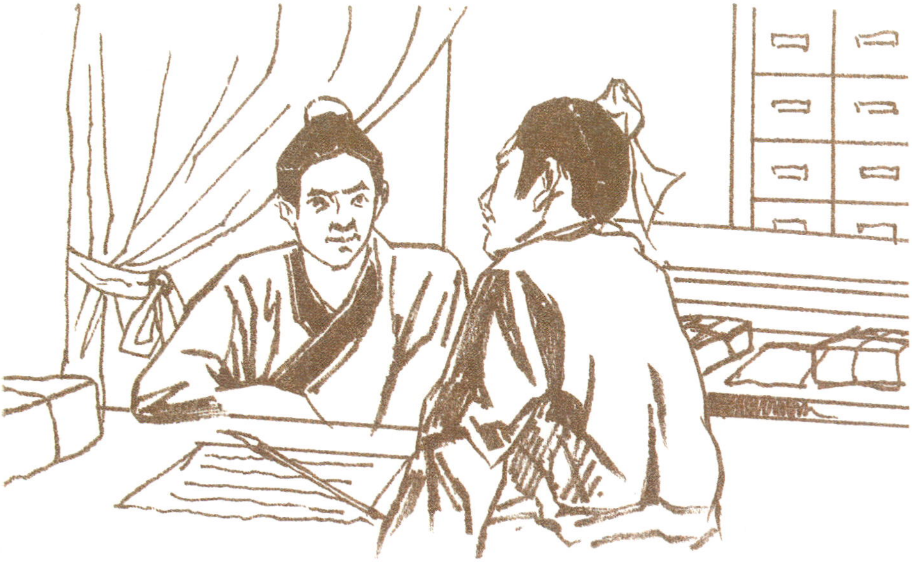

应用 当我们接触和观察事物的时候，不能只看到事物表面的现象，而要通过表面推断事物的本质，总结其中的规律。事物的表面现象可能千变万化、五花八门，让人眼花缭乱、晕头转向。但是事物的本质总是更加明确和具体，有一定的规律可循。唯有掌握了规律，我们才不会被表象迷惑，才能坚守自己的决定，控制事物向好的方向发展。

五 隋唐五代时期

74. 大医精诚

出处 唐·孙思邈《备急千金要方》。

本义 高明的医生要兼具精湛的医术与高尚的品德修养。

解读 “大医精诚”是论述医德的至理名言，论述了有关医德的两个问题：第一是精，医道是“至精至微之事”，习医之人必须“博极医源，精勤不倦”；第二是诚，以“见彼苦恼，若己有之”感同身受的心，策发“大慈恻隐之心”，进而发愿立誓“普救含灵之苦”。意思是说医学道理是极其精细、极其微妙的，学医的人一定要广泛深入地探究医学原理，专心勤奋不懈怠。与此同时看到病人的烦恼，就像自己的烦恼一样，内心悲痛，表现出慈悲同情之心，决心拯救患者的痛苦。孙思邈的《大医精诚》是中医学典籍中，论述医德的一篇极为重要的文献，为习医者所必读，被誉为是“东方的希波克拉底誓言”。它明确地说明了作为一名优秀的医生，不光要有精湛的医疗技术，还要有良好的医德。每个医生都应秉承“大医精诚之心”，全心全意地为患者服务。

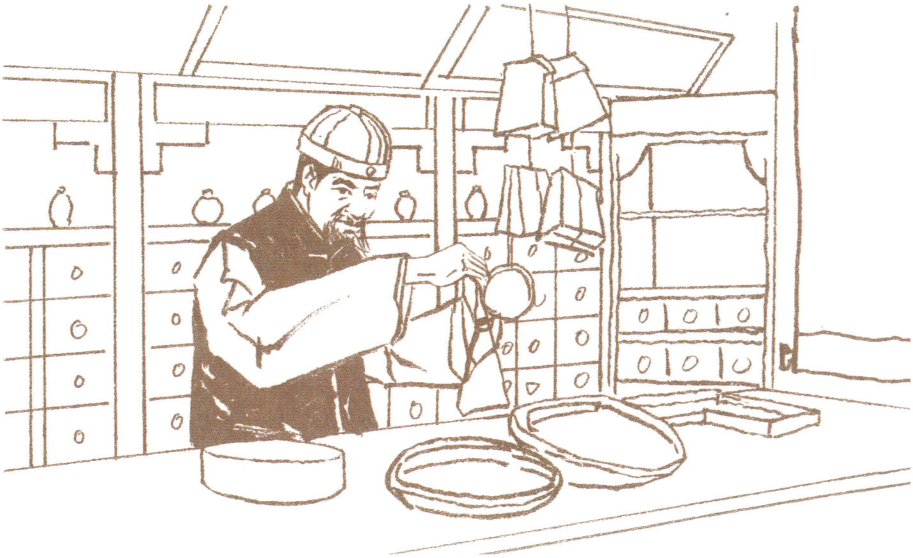

应用 现代生活中，“大医精诚”仍是作为医生应当恪守的准则，医生不仅要加强对医学基础理论和科研方法的学习，还要提高临床技能和服务水平，更要培养自身坚韧不拔、舍己为人的崇高信念，真正做到妙手和仁心，从实践中吸取教训，做乐于奉献、忠于人民的健康卫士。发扬医者救死扶伤、不辞艰辛、身先士卒的大无畏精神，才能无愧于白衣天使的光荣称号。“大医精诚”虽然目前并未沿用为成语，但却依然应该被珍视为行医之准则、医者之自我修养。

75. 渡海传医

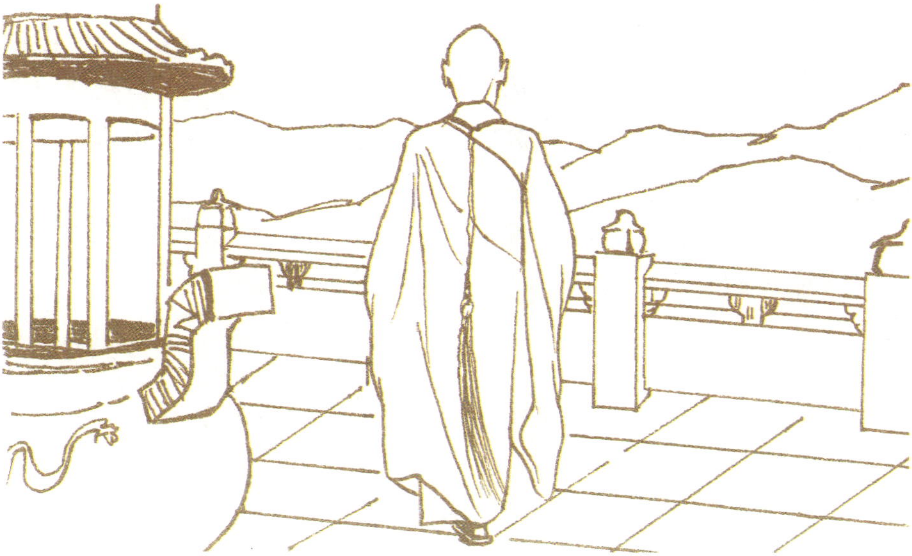

出处 《医心方》及鉴真 6 次东渡日本的中日文献。

本义 为传播知识不畏艰难险阻的顽强意志，体现了无私的奉献与牺牲精神。

解读 公元 743 年，日本留学僧人学成归国前拜见高僧鉴真，请求他到日本传授中医药学等知识。鉴真深为感动，不顾 55 岁的高龄，欣然答应。其后的 11 年间，鉴真东渡经历了 5 次失败。在第五次失败后的归来途中他突发眼疾，双目失明，却始终没有放弃。第六次渡海终于成功到达日本九州，此时他已经66岁。他为日本带去了中医药书籍，以及麝香、青木香等数十种中药。至今日本汉方的药袋上还印有鉴真像，可见他在日本影响深远。他为了崇高的理想而6次东渡，这种舍生忘死、坚忍不拔的精神，成为中国传统文化的宝贵财富。

应用 渡海传医虽然目前并未沿用为成语，但其所表达的精神是中华优秀传统文化的写照，在现代生活中无不体现——如新冠疫情中有着同渡海传医一样舍生忘死的抗疫精神，既撼人心魄，又被赋予新的时代内涵，集中体现了中国人民敢于压倒一切困难而不被任何困难所压倒的顽强意志与无私奉献的精神。

76. 阿伽陀药

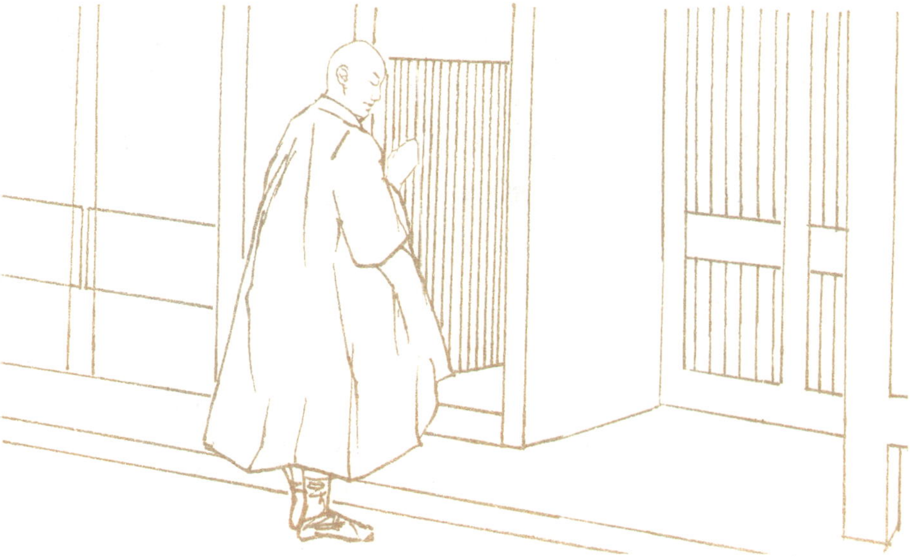

出处 《摩诃止观》。

本义 能治一切疾病的万应灵药，在佛学中也常用以比喻佛法。

解读 阿伽陀药原意为健康、长生不死、无病、普去、无价，后转用作药物名称，尤指解毒药而言。阿伽陀药又称不死药、丸药。此药灵奇，价值无量，服之能普去众疾。于《陀罗尼集经·卷八》详载其制法。阿伽陀药又可简称为阿伽，清代卓发之《褫园媟史·药草畦》诗："痼疾无烦疗，阿伽秀满畦。《法华》吐新萼，一任白云迷。”卓尔堪注：“西域以阿伽一药总治诸病。”

应用 孙思邈在《千金翼方·阿伽陀丸主万病第二》中将阿伽陀药组成一方，即紫檀、小蘖、茜根、郁金、胡椒各五两，捣筛为末，水和纳臼中更捣一万杵，丸如小麦大，阴干，用时以水磨而用之。主诸种病及将息服法久服益人神色无诸病方。孙思邈取其治一切疾病之意，组一小方，以治疗各种疾病。鲁迅曾在《集外集·〈痴华鬘〉题记》中写道：“今则已无阿伽陀药，更何得有药裹，出离界域，内外洞然，智者所见，盖不惟佛说正义而已矣。”用阿伽陀药比喻佛法。由于阿伽陀药在现代日常生活中的应用并不多，因而目前并未沿用为成语。

77. 药食同源

出处 **隋唐·杨上善《黄帝内经太素》。**

本义 既是食品又是药品的物品。

解读 杨上善在《黄帝内经太素》一书中写道“空腹食之为食物，患者食之为药物”，反映出“药食同源”的思想。意思是饥饿的人食此可以充饥，身有疾病的人服用可以治疗疾病。“药食同源”指的是许多食物即药物，它们之间并无绝对的分界线，古代医学家将中药的“四性”“五味”理论运用到食物之中，认为每种食物也具有“四性”“五味”。《淮南子·修务训》称：“（神农）尝百草之滋味，水泉之甘苦，令民知所辟就。当此之时，一日而遇七十毒。”可见神农时代药与食不分，无毒者可就，有毒者当避。中医学自古以来就有“药食同源”（又称为“医食同源”）理论。这一理论认为：许多食物既是食物也是药物，食物和药物一样能够防治疾病。古人在寻找食物的过程中发现了各种食物和药物的性味和功效，认识到许多食物可以药用，许多药物也可以食用，两者之间很难严格区分。这就是“药食同源”理论的基础，也是食物疗法的基础。中医药学还有一种观点认为所有的动植物、矿物质等也都属于中药的范畴，中药是一个非常大的药物概念。凡是中药皆可以食用，只不过需要注意用量，

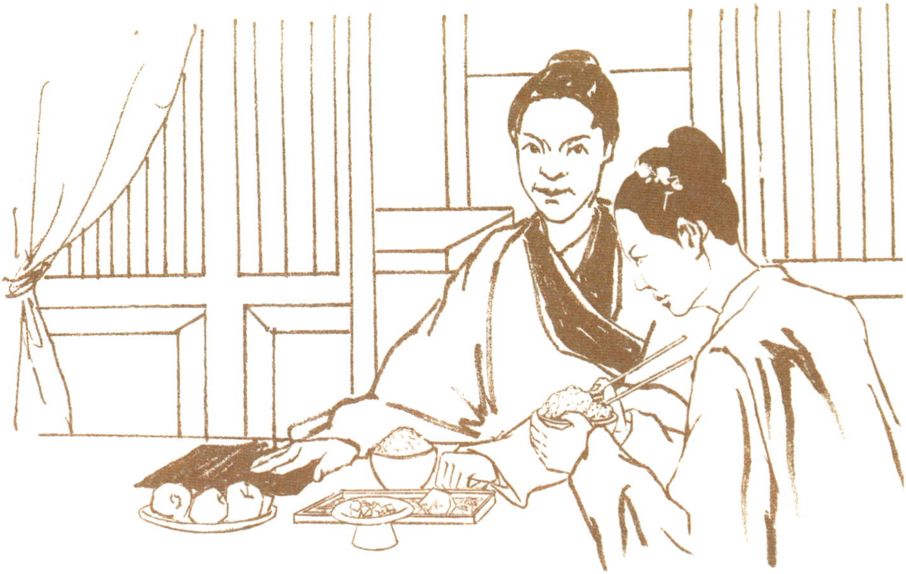

毒性作用大的食用量小，而毒性作用小的食用量大。因此在中医理论中，药食是不分的，需要辨证论治之后对症下药，可以药疗，可以食补，这是“药食同源”的另一种含义。

应用 当今社会人们愈发注重养生，“药食同源”的理论更具有重要的现实意义，可以正确指导用药和食品保健；药食两用的中药对调整机体的内稳态、防止退行性的慢性疾患以及抗衰老方面均能起到重要作用。药食两用已成为养生之趋，生活中我们可以通过熟悉和了解药食同源理论来进行日常保健。

78. 武后谢医

出处 唐·胡璩《谭宾录》。

本义 人面对事情时在事前与事后有两种截然不同的态度，不可推测。

解读 唐高宗苦风头眩目不能视，召侍医秦鸣鹤诊之，秦曰:“风毒上攻，若刺头出少血愈矣。”天后自帘中怒曰：“此可斩也！天子头上岂是出血处耶？”鸣鹤叩头请命。上曰:“医人议病,理不加罪。且我头重闷,殆不能忍,出血未必不佳。朕意决矣。”命刺之。鸣鹤刺“百会”及“脑户”出血，上曰：“我眼明矣。”言未毕，后自帘中顶礼以谢之，曰：“此天赐我师也！”躬负缯宝以遗之。虽然武后“顶礼以谢医”，使秦鸣鹤受到恩赐，但已是死里逃生，侥幸至此，从中可以看出古代御医的艰险生涯。

应用 武后谢医用来形容内心险恶、难以推测的人。医患关系是医疗服务活动中客观形成的医患双方以及与双方利益有密切关联的社会群体和个体之间的互动关系，是医务人员与病人在医疗过程中产生的特定医治关系，是医疗人际关系中的关键。作为医者应当始终以治病救人为本，恪守己身，胸怀坦荡，光明磊落，与人为善，不畏风险，不想私欲；

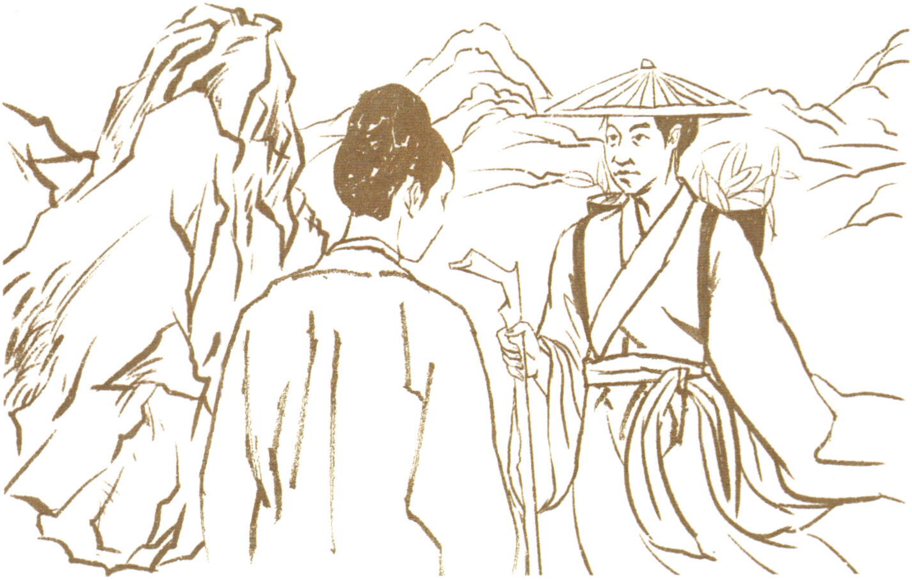

作为患者应当信任医生，配合治疗，尊重医学，保持平稳心态。虽然武后谢医所表达的心思险恶难测之义多在现代语境中出现，但是其词语本身在现代的使用中并不频繁，目前并未沿用为成语。

79. 有脚阳春

出处 五代·王仁裕《开元天宝遗事·有脚阳春》。

本义 既指有德政的官吏，也指有德行、能够妙手回春的医生。

解读 常借以“春脚”指医者。《开元天宝遗事·有脚阳春》云：“宋璟爱民恤物，朝野归美，时人咸谓璟为有脚阳春。言所至之处，如阳春煦物也。”有脚阳春不仅可以指代宋璟这样体恤百姓的官员，还可以用来代指予病者以春阳的医生，二者通感，都给人以如沐春风的感觉。清代孟文瑞著有医书《春脚集》，乃以春脚命名。阳春可煦物，医术高超的医者可起死回生，但德才兼备的医生才能做到既治病救人又温煦平和，有如时雨之化者。

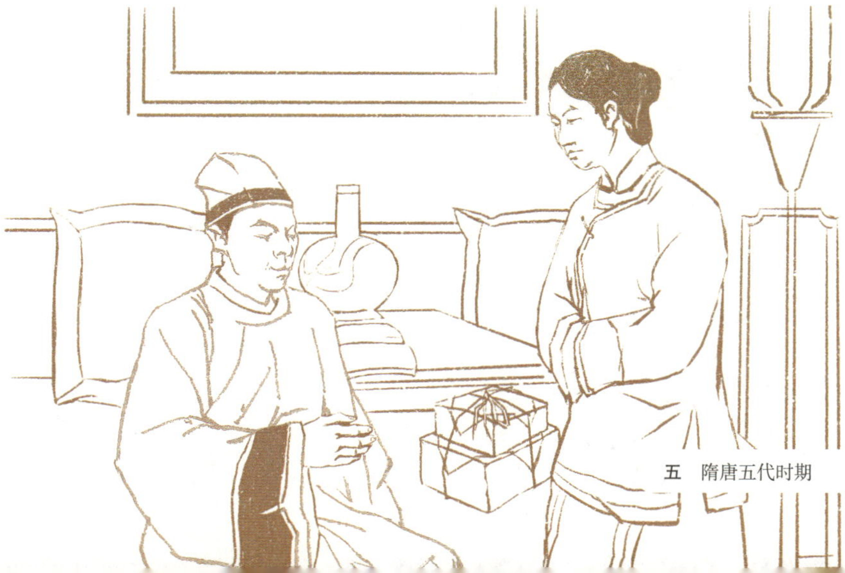

应用 患者从医生那里获取的不单单是治疗，更需要获得治病的信心以及对生命的达观态度。医学诞生于人类科学技术并不发达的蒙昧时期，那时的医学模式为“神灵主义医学模式”，所谓“医巫同源”指的就是在技术手段缺乏的情况下，医生主要在精神上对患者施与影响、减轻病痛。医生须知晓人文、富于情义，既能够通过医术治疗患者的疾病，同时又能有如脚阳春般的人文关怀，缓解患者由疾病带来的负面情绪，减少医患冲突。

80. 仙授理伤

出处 唐·蔺道人《仙授理伤续断秘方》。

本义 在实践中被印证确有疗效的理伤方剂集锦。

解读 唐代会昌年间（841—846 年）政府推行废止寺院以促使僧道人员还俗从事生产的政策，已是晚年的蔺道人，隐居于钟村，村民彭

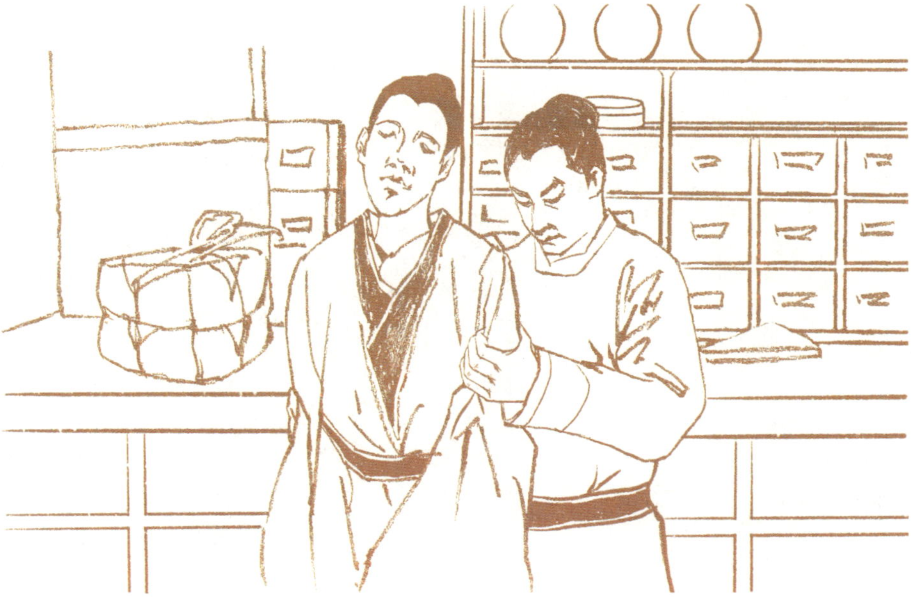

叟与之为友，后彭叟之子“折颈挫肱”求他疗疾，人们始知道他能医，后求者益众。蔺道人后来“取方授彭”，自己隐居不出，彭叟得其方书后，亦恪守其“毋传非人”的誓言。因此，当江西观察使得知，派人向彭叟索书时，彭亦避之。后人仅得蔺道人编撰的书最后一卷，即《仙授理伤续断秘方》。这体现了蔺道人不畏权威、坚持内心修道的信仰，即使身怀绝技和秘方，也不吝啬于人，不为名利所牵绊。

应用 虽然“仙授理伤”一词在现代很少被提及，也并未沿用为成语，但是仙授理伤所蕴含的文化意义仍弥足珍贵。著名血液学专家王振义潜心研究出让急性早幼粒细胞白血病成为首个可被治愈的肿瘤的方法，他却放弃申请专利，只为救更多的人。院士王振义同蔺道人一样，他们不为名利牵绊、无私奉献的精神在当代社会中显得弥足珍贵。若医生能将自身医术倾囊传授于他人，不遮掩隐瞒，不为个人利益，而是把患者作为首位，则社会整体的中医水平将得以提升，实为患者福音。

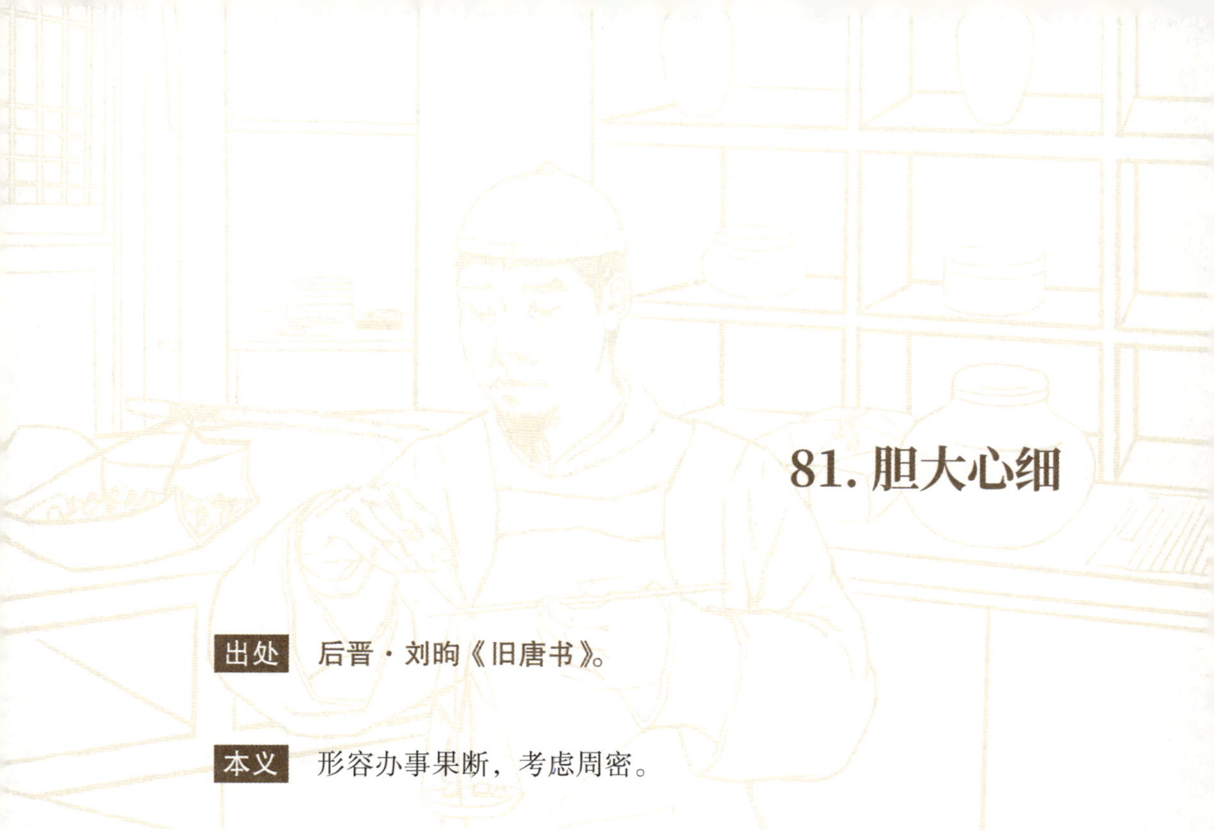

81. 胆大心细

出处 后晋·刘昫《旧唐书》。

本义 形容办事果断，考虑周密。

解读 “胆大心细”出自《旧唐书·孙思邈传》:“照邻曰:人事奈何?曰:胆欲大而心欲小,智欲圆而行欲方。‘如临深渊,如履薄冰’,小之谓也。‘赳赳武夫，公侯干城’，大之谓也。‘不为利回，不为义疚’，方之谓也。‘见机而作，不俟终日’，圆之谓也。”意思为卢照邻问如何待人处事？孙思邈回答说胆子要大,心要细,考虑要周密,行动要坚决。“小”就是《诗经》中提到的如同处于深渊边缘一样,如若在薄冰上行走一般,即要存有戒心,行事极为谨慎。“大”就是《诗经》中提到的强壮威武的军人，做了公爵侯爵的将领，要像盾牌的城墙一样保卫国家，即要有过人的勇气和胆量。处理事情时需要有过人的勇气和胆量，与此同时还需要考虑周密，不能鲁莽。

应用 鲁迅曾在《书信集·致罗清桢》中用到“胆大心细”这一成语：“我是主张青年发表作品，要‘胆大心细’的，因为心若不细，便容易走入草率的路。”现代生活中亦经常用胆大心细这一成语来形容办事果断、

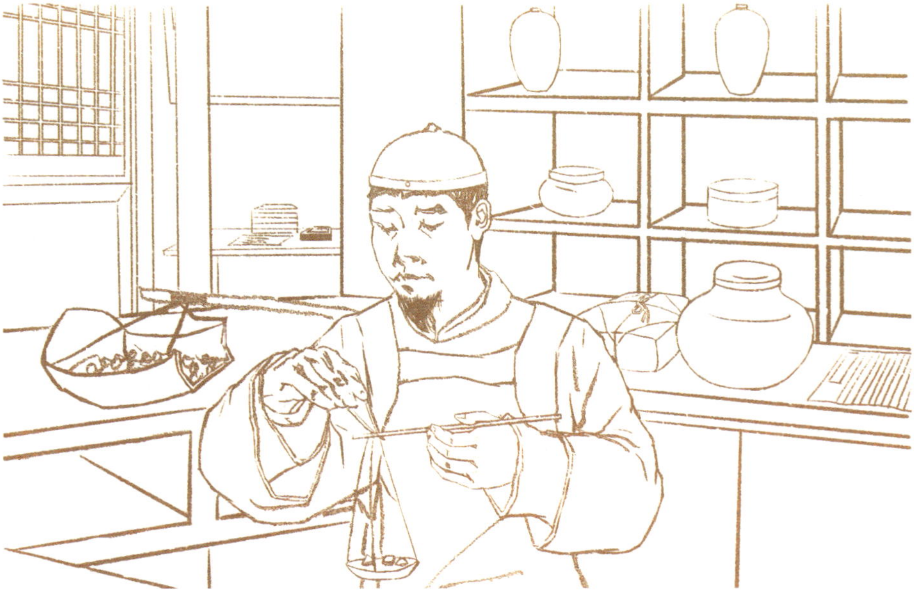

考虑周密的人。胆大是胆略，心细是认真地观察研究，看似矛盾的两个方面，其实是辩证统一的两个方面，是互为表里的两个方面。胆大心细的实质是有胆有识，心细需要独到的眼光、独特的视角，是一个人高认知的综合体现和具体表达。胆是气魄，识是认识，是建立在一般认识基础上的特殊认识，放眼当代，但凡成就一番事业的人，无一不是胆大心细之人。

“医之道最微，微则不能不深究。医之方最广，广则不能不小心。”胆大心细的品质不仅体现在现代医学的外科医生中，中医临证也同样需要，根据症状果断地辨证，高屋建瓴地制定治疗方法，将天人合一的整体观念寓于心中，同时又需要见微知著，用心体悟，要对患者的信任持敬重之心，仔细斟酌用药，需知一毫一厘能差之千里。

82. 智圆行方

出处 后晋·刘昫《旧唐书》。

本义 形容知识要广博周备，行事要方正不苟。大意为有雄才大志又品正方行，实现德与才的结合。

解读 “智欲圆而行欲方”,“方”的意思是不做因私利而违背礼义的事情,不做因不合乎礼义而使自己感到内疚的事情。“方”乃做人之本,《孟子·公孙丑上》中写道：“恻隐之心，仁之端也；羞恶之心，义之端也；辞让之心，礼之端也；是非之心，智之端也。”此“四端”正是仁、义、理、智“四德”的基础，是人与动物的根本区别，是人皆具有的善德渊源，也是人性的价值所在。“圆”指圆满、圆通、变通。冯梦龙在《警世通言》中说：“势不可使尽，福不可享尽，便宜不可占尽，聪明不可用尽。”凡事不可尽，需有度、有量。才智要灵活变通，行为要端正。

方圆是先哲们认识世界的思维方式。智圆行方是古人境界极高的人生智慧。

应用 现代生活中经常用到“智圆行方”这一成语来形容既有智慧又有原则的人。圆，近似于道家太极、通变、趋时的学问；方，则是

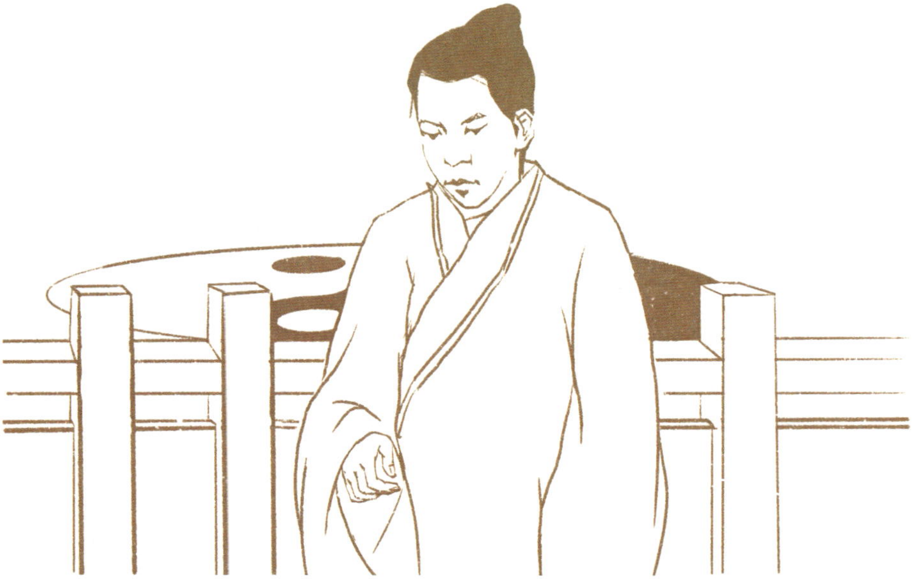

中国儒家人格修养的理想境界，讲究气节、贞操。智圆行方就是强调方圆并用。也就是说，一方面必须坚持原则，以正气维护人格，毫不妥协；另一方面也需要用圆通的手段去应付艰难复杂的局势。在现代社会，做到智圆行方就要以决策为圆，执行为方；服务为圆，履行为方；做事为圆，做人为方；智慧为圆，行为为方。医生在行医过程中亦要学会运用智圆行方所体现的处世之道，既要身怀精湛的技术，坚持以治病救人为原则，始终以患者为本，又要灵活变通，学会应用“善意的谎言”，帮助患者保持良好的心态来与疾病斗争。

83. 呕心沥血

出处 唐・李商隐《李贺小传》，唐・韩愈《归彭城》。

本义 形容极度劳心苦思。现多用来比喻老师或者家长以及为人民有巨大贡献的人；有时也会用来形容作家作书的过程。

解读 唐代李商隐《李贺小传》：“（李贺）恒从小奚奴，骑距驴，背一古破锦囊，遇有所得，即书投囊中。及暮归，太夫人使婢受囊出之，见所书多。辄曰：‘是儿要当呕出心乃已尔。’”大意是李贺自幼身体不好，他喜欢随身携带一只锦囊，信马由缰地游逛。碰到什么事情，看到什么景致，触动了诗情，激发了灵感，便将所得佳句随手录于纸上，投入囊中。一日晚上回来，丫鬟从囊里拿出的诗稿要比平日多，李母心疼地苛责儿子：“你身体孱弱，不能过度劳累，你是不是非要累到吐血才肯罢休呐。”后来，人们就从这句话中提炼出“呕心”二字，在中医理论中，心的生理功能主血脉，《素问·五脏生成》提到“诸血者，皆属于心”，所以“呕心”即吐血的意思。韩愈《归彭城》诗中的“刳肝以为纸，沥血以书辞”一句意思是割下肝来作纸，滴出血液作墨汁，书写诗文，比喻用尽心思，形容事业、工作或创作的艰苦。人们从中提出“沥血”二字，与“呕心”组成了“呕心沥血”这个成语。呕心沥血常用来形容为了工作或是某些

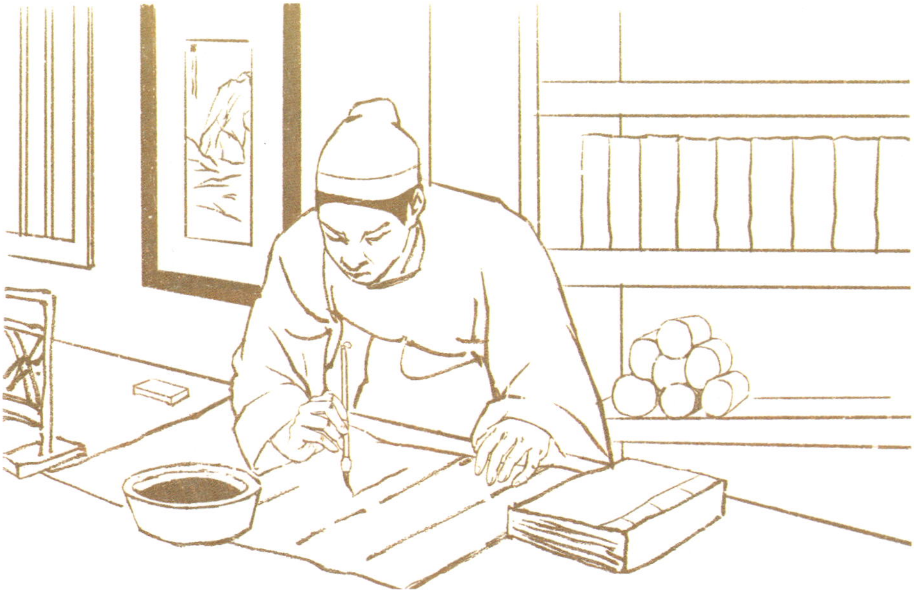

事情而穷思苦索，费尽心血。

应用 “呕心沥血”这个典故说明成功需要做到心无杂念与脚踏实地。由古至今，人们往往会为自己热爱的事业穷思苦想，费尽心血，而精诚所至，这样的人也通常会取得非凡的成就。现代生活中经常用到呕心沥血这一成语来形容极度劳苦并且做出贡献的人。各行各业均不乏有着李贺呕心沥血精神的工作人员，如“春蚕到死丝方尽，蜡炬成灰泪始干”的人民教师，用尽心血来教书育人。“医非博不能通，非通不能精，非精不能专。必精而专，始能由博而约”，从医亦需秉承呕心沥血的精神，在理论学习中打牢基础，在实践中举一反三，使业务精专。

84. 殚精竭虑

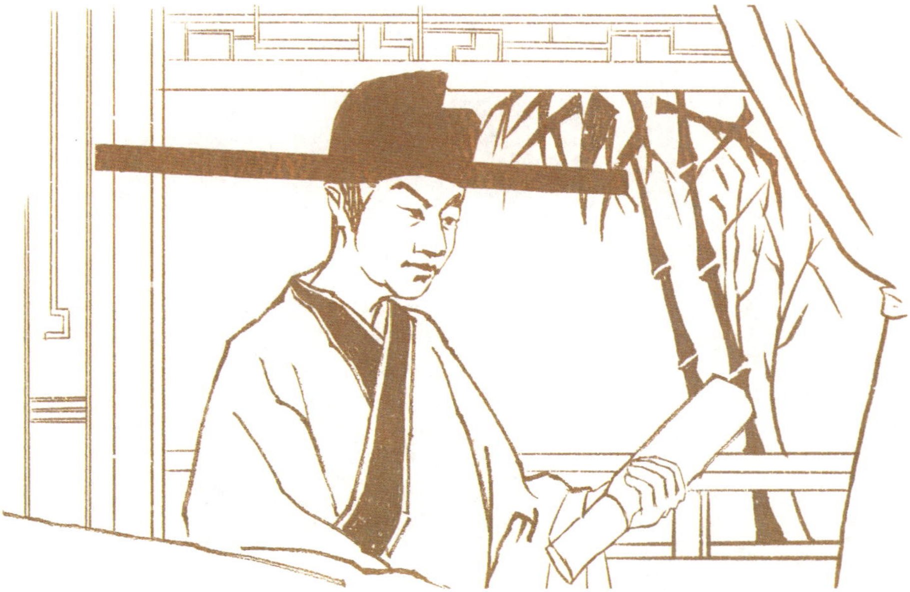

出处 **唐·白居易《策林·策头》。**

本义 形容用尽精力、费尽心思。

解读 白居易《策林·策头》:“殚思极虑，以尽微臣献言之道乎。”《黄帝内经》中有“因思而远慕谓之虑”“人忧愁思虑即伤心”“怵惕思虑则伤神”，即指出思虑太过则耗伤心神;“生之来者谓之精”“两精相搏谓之神”，过分耗损心神亦伤精。殚精竭虑指过分损耗精力而伤身体。现多用于形容做事情费尽心血最终取得结果。

应用 “殚精竭虑”这一成语说明想要做成一件事情必须付出足够的心血。鲁迅在《花边文学·商贾的批评》中提道：“殚精竭虑用苦功夫去认真创作，和我们只有常识的见解是很不一样的。”在文学上用尽心思去创作，其成果是斐然的。想要于医学上有所建树，势必要用尽精力，殚精竭虑。在学医过程中孜孜不倦，刻苦勤勉，在临床上对各种病症应如履薄冰，时刻小心谨慎。

六 宋辽金元时期

85. 名相良医

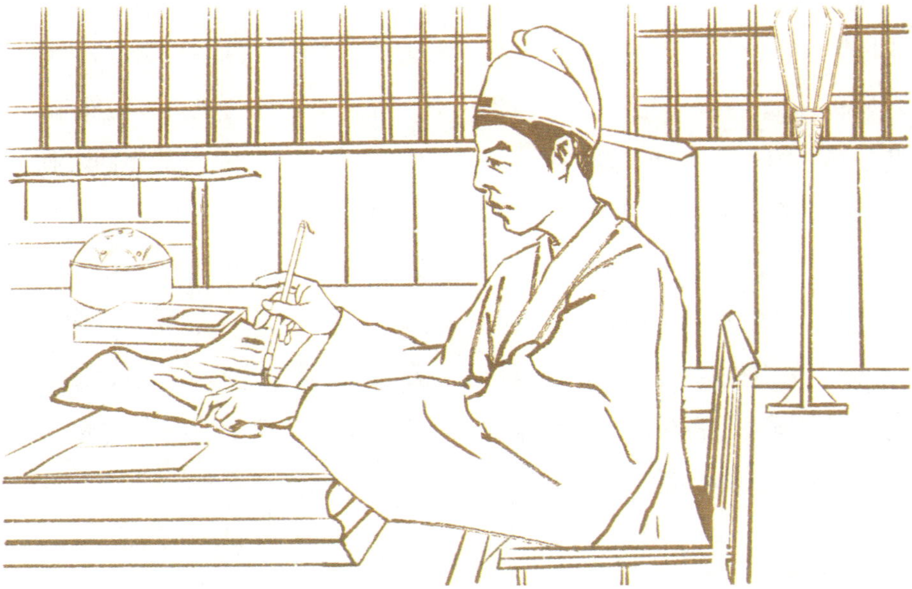

出处 **北宋·范仲淹《北磵集》。**

本义 指人的一生应该济世利民。

解读 宋元以来的文献中存在着许多与“名医良相”不尽相同的表述，如“不为良相，愿为良医”“达为良相，穷为良医”“不为良相，必为良医”“不为宰相，则为良医”以及“良相即良医”等，虽然现代文献研究和历史研究并未对该语出自何处做较为系统的研究，但坊间十分愿意相信这是关于范仲淹的故事，让曾经说过“先天下之忧而忧，后天下之乐而乐”的文学家与良相名医产生美好的“化学反应”，它的意思是如果不能做一个辅助君王治理好国家的好宰相，那么做一个救死扶伤的好医生也是可以的。

宋代产生儒生从医的现象是因为宋代科举考试主要考较经学，如此一来，宋代的太学和地方学校就以经学为主要教学内容。并且，宋代科举制度完善，加上宋代重文轻武的氛围，宋代的教育发展良好，这也就意味着宋代的文人大多接受的是儒学教育，他们的身份多是儒生。同时，科举制的发展成熟，使得宋代出现了大量以科举入仕为主要目的的儒生，只是其中的一大部分人都会经历制举不第的后果，于是大部分儒生在对科举失去希望后，为了生计会选择弃儒从文，这就使得宋代产生了大量儒生从医的社会现象。比如，董汲的《小儿斑疹备急方论》中记载 ：“孙准序曰 ：吾友董及之少举进士不第，急于养亲，一日尽弃其学，而从事于医。”良相和良医都是含有拯救天下苍生的寓意，这两个职业都是拯救天下苍生所系。良相救世，良医救人 ；良相治国，良医治病 ；良相勤政，良医勤症。因此，良医和良相一样，都是以为人民服务为己任。

应用 我国古人之所以把良相与良医相提并论，是因为两种职业有共同的理论背景和价值观。良相是为了治国安民，良医是为救人祛病，皆体现为儒家文化中的“仁”之思想和价值观。名相良医这个词语虽然目前并未沿用为成语，但关于“名医良相”的典故中蕴含的无私奉献的精神和为人民服务的伟大理想仍然受用于今人。

86. 圣济经论

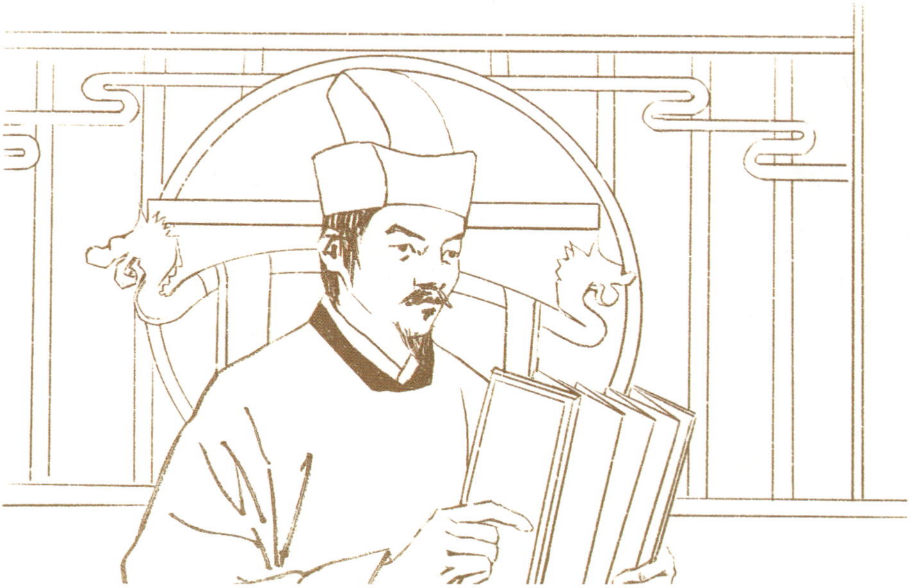

出处 宋·赵佶《圣济经》。

本义 指宋徽宗赵佶亲自撰写医学理论性著作《圣济经》。其书大旨遵循《素问》之义而阐释其要，是北宋时期不可多得的较为纯粹的医学理论性著作。

解读 《圣济经》发明《黄帝内经》之妙，所关注者为其意、其旨、其理，不涉及疾病的具体疗法，宋徽宗评价汉唐医学，认为这一时期医学应归于“器”的范畴，将汉唐医学的代表作如张仲景的《伤寒杂病论》、孙思邈的《备急千金要方》称之为“方术”，“方术者治疾之大法”，谓二人是“游于方术之内者也”，而《黄帝内经》则“超然独见于方术之外”，可谓之“道”。《圣济经》通篇皆阐发《黄帝内经》之道，并将《黄帝内经》作为“医学教材”颁行全国，使医学发展由以方治为主体的术转换为以医理为主体的道，为金元医学转型奠定了坚实基础。

应用 虽然“圣济经论”并不是耳熟能详的成语，甚至不能算作一个严格意义上的词语，它的意义并不大众，现代传播甚至仅限于中医的学术圈，但是《圣济经》一书却颇具研究价值，在彼时可谓是中医成功“破圈”的一个代表性案例了。宋朝是中医学蓬勃发展的时期，《圣济经》的问世更是推动了对中医经典的传承和发展，从其成书到流传无不印证着中医文化乃中国文化的一个主要组成部分，中医不仅深深扎根于中国各圈层的日常，还与中国人自有的哲学一脉相承。

87. 洗冤断狱

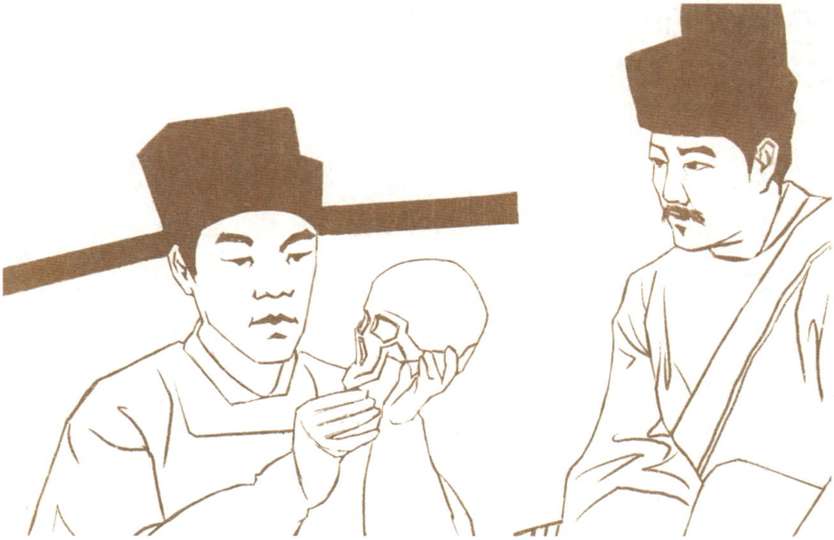

出处 南宋·宋慈《洗冤集录》。

本义 《洗冤集录》是由南宋湖南提点刑狱使宋慈所编写的关于验伤、验尸、辨伤、检骨等规范和有关断案、法吏检验等格式程序的法医专著，是当时以及后世几代作为审理和判决案件的重要参考工具书之一。

解读 《洗冤集录》又名《宋提刑洗冤集录》，是成书于淳祐七年（1247 年）的南宋著名的司法检验参考著作。洗冤的意思是洗刷在《洗冤集录》成书前由于过分依赖口供断案引发的冤屈。全书由检验总说、验伤、验尸、辨伤、检骨等53项内容所组成，按照各卷内容，《洗冤集录》可分为三大板块：检验官的法定职责、工作态度及注意事项；各种尸伤的区分与检验;各种保辜或急救处理措施。本书内容丰富,见解精湛,绝大部分内容源于实践经验，体现了在司法上重视检验证据的历史事实，虽间有论析欠当之处，但“集录”之名正反映了一个长期躬耕于司法实践的“工匠”宋慈，对自五代以来的司法经验所做出的总结性成就。后世诸法医著作多以本书为蓝本，或加注释，或予以增补，而且曾先后译成荷兰、英、法、德等国文字。

应用 虽然“洗冤断狱”一词未被沿用为成语，但是背后所体现的南宋法医学家宋慈办案详审、雪冤禁暴、平其曲直的精神至今仍为人赞赏。宋慈尝谓“狱事莫重于大辟，大辟莫重于初情，初情莫重于检验”，认为在刑事案件中，“大辟”即死刑是最重的刑罚，而死刑是由犯罪事实决定的，犯罪事实则必须经过检验才能认定，所以检验的结果往往是生死攸关的。这是宋慈在办理刑狱案件时的原则，而这种重视刑命案件现场检验的办案态度，才使得宋慈开创古代法医学的先河成为可能。《洗冤集录》记载了丰富的人体解剖、尸体检查、现场勘察、死伤原因鉴定及急救、解毒等内容，是我国现存第一部系统论述古代司法检验专书。本书问世后，负责官司检验的官员多将其奉为金科玉律，奠定了中国传统司法以“洗冤”而光大正义的崇高理想，而这也成为现代法医人毕生守卫的志向之一。

88. 针灸铜人

出处 南宋·周密《齐东野语》。

本义 针灸铜人是宋代医学教学模型，作为测试医学生及医人针灸能力的工具。

解读 针灸铜人，针灸教学之人体模型。始创于北宋天圣五年（1027 年），宋仁宗诏命翰林医官王惟一主持，北宋朝廷组织全国能工巧匠用铜所铸造，当时共铸成针灸铜人两座。南宋时期周密编写的《齐东野语》一书是迄今为止对宋天圣针灸铜人描述得最为细致的书籍，书中记载："铜人全像以精铜为之，腑脏无一不具。"据王惟一专著《铜人腧穴针灸图经》记载：铜人系青年裸体式，长短大小与真人同，体内装配五脏六腑，与真人生理结构一致，四肢及内脏均可拼拆。外表刻有三百五十四个穴位，旁用金字标明穴位名称。奉宋仁宗旨令，一个针灸铜人置宫中，供鉴赏；一个送医官院，作为针灸教学以及考核模型。考试时在铜人体表涂蜡，体内注入水银，令被试者取穴进针，如果取穴部位准确，则针进而水银出；取穴不准，针不能刺入。此后，明、清、民国到新中国成立后，不断有官方或个人仿制针灸铜人，计百余具。

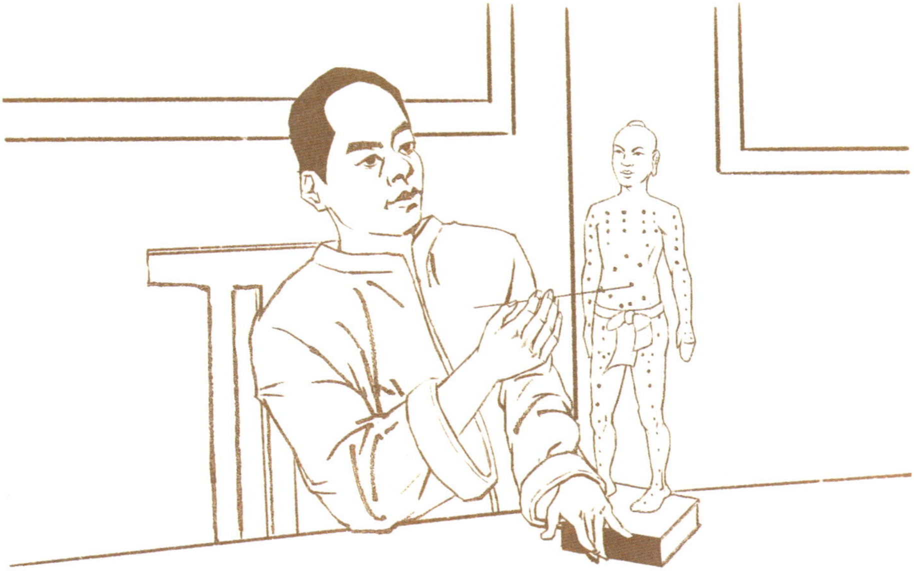

应用 “针灸铜人”虽未被应用为成语，然而背后所体现的中国医学的智慧却仍旧在当今发光。两千多年前，我国较早的中医著作《黄帝内经》提出了“经络”的概念，从此，中国古代针灸医术基本形成。用针灸行医救人，必须遵循人体正确的穴位经络。起初，中医熟悉穴位，主要依靠书籍和图本，由于没有直观形象作为参考，非但不方便，而且容易出现错误。宋朝时，医学教育的发展要求针灸学教学能更加直观，以便于学生记忆和临床使用，针灸铜人便应运而生。王惟一所创制的铜人，在脏腑的布局、经络的循行、穴位的精确等方面，不仅科学性强，而且工艺水平相当高。据考证，自宋天圣年以后，许多朝代都在铸造不同的针灸铜人。但在造型设计上，铜人可以自由开启并且体内有腑脏的，只有宋代的天圣针灸铜人。铜人的铸造，对中国医学的发展，尤其在针灸学和针灸教学方面，起了很大的促进作用，故为历代针灸学家所推崇，至今仍有学习和研究的价值。

89. 钱乙孝亲

出处 元·脱脱等所撰《宋史·列传第二百二十一·方技》。

本义 古代名医钱乙，在当时是孝敬长辈的典范，不仅赡养有养育之恩的姑姑、姑父，也找回并侍养流离海外的生身父亲。

解读 《宋史·钱仲阳传》等资料记载：钱乙，字仲阳，他父亲钱颖擅长医术，却嗜酒而喜欢出游，有一天隐匿姓名往东到海上去就再也没有回来。当时钱乙才三岁，母亲早死，他姑姑嫁给医生吕氏，吕氏怜悯并收养了他，长大以后就教导他学医。他侍奉吕氏如同父亲，吕氏死后没有后代，他就给吕氏收殓埋葬，穿孝衣守丧，还为吕氏的孤女办理婚嫁之事，每年按照年节时令给吕氏行祭奠之礼。

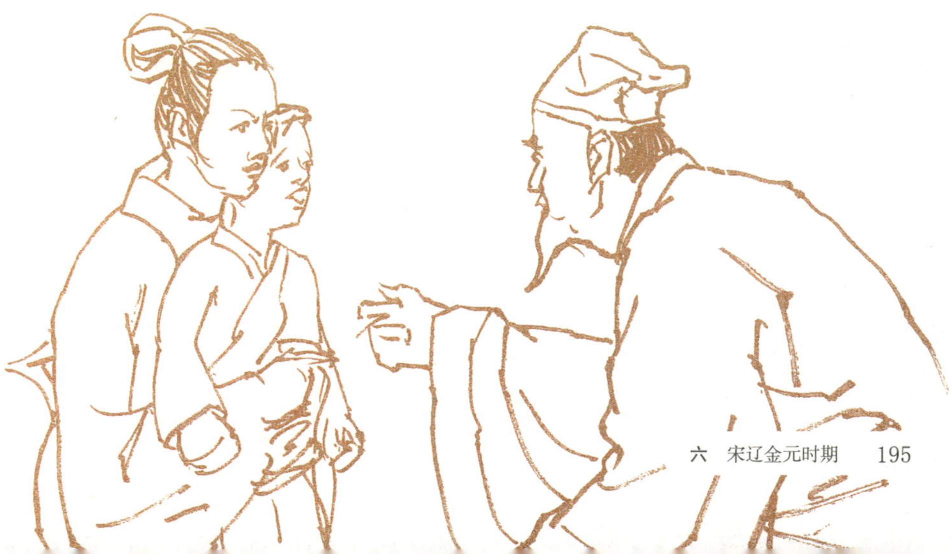

钱乙的姑父临终前告诉了钱乙他父亲出走寻仙的事情，钱乙哭过之后，请求去寻找他的生身父亲，一共寻找了五六趟，才打听到父亲的所在，几年后，终于迎回父亲，此时他已三十多岁了。好多人听闻钱乙的故事都感动得哭了，大家齐声赞叹这可是真正的孝行。邻村的文人还特意写了诗歌、文章来赞颂这件事情。

应用 “夫孝，德之本也，教之所由生也。”尽孝是中华民族的优良传统，早已铭记在中国人的心中，融入中国人的血脉中，是支撑中华民族生生不息、薪火相传的重要精神力量。而“钱乙孝亲”的故事也可看出古代儒医的传统美德，有文化素养的世人借儒学研究医理，将仁义纳入医德，将“仁爱”“修身”“孝亲”“利泽生民”等儒家思想渗透到医学之中，弘扬了“医乃仁术”的传统医道，提高了医家的人文境界。钱乙孝亲的典故虽然未被沿用为成语，但我们依然可以从中感受到他的人格魅力，我们不仅要体会这些儒医知行合一的实践，将孝悌以具体的形式表现出来，而且更应该学习钱乙孝亲的精神，一代又一代，将报恩孝亲的人文精神与文化基因深深复刻。

90. 李杲收徒

出处 明·李濂《医史·东垣老人传》。

本义 李杲颇为自己的医术后继无人而担忧，几次考验前来拜师的学生，最终收到了心仪的徒弟。

解读 李杲，字明之，真定（今河北省正定）人，晚年自号东垣老人，是中国医学史上“金元四大家”之一，是中医“脾胃学说”的创始人。李杲想把医术传给后人，可是找不到合适的人选，朋友告诉说，罗天益性情纯朴宽厚，很想拜师深造，为收徒的最佳人选。后经李杲同意把罗天益带来拜见，李杲一见面便问：“汝来学觅钱行医乎？学传道医人乎？”

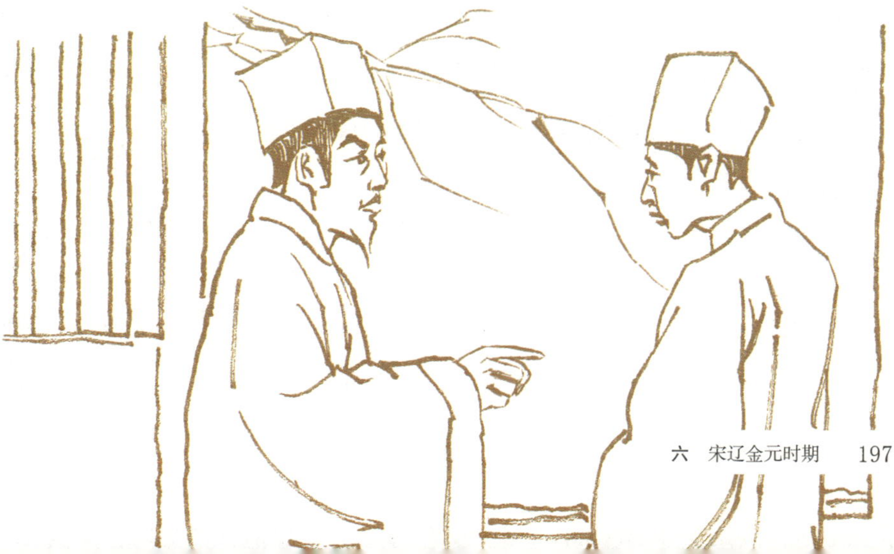

意思是你来学医是为了钱还是弘扬医术、治病救人，罗天益毫不犹豫地回答："亦传道耳。"

李杲遂欣然收其为弟子，罗天益学医三年，从无倦意，其日用饮食皆由李杲负责。李杲知道罗天益家境不宽裕，担心他会因此动摇，半途而废，为奖励其学习刻苦，送他白银二十两作为日常生活费用。罗天益最终比较全面地吸收了李杲的脾胃学说，在脾胃内伤病纲目分类及其临床应用经验的认识上，进一步丰富了李杲的脾胃学说，对后世医家，尤其是温补学派影响很大。由此不难看出二人的师生之情以及一个伟大医学家的志向和人格魅力。此外，李杲的学说在我国医学史上不失为划时代的一个里程碑，他对医学的热爱与珍视也将名垂史册。

应用 师承授受是中国历史上文化传承的一种重要方式，也是中医药学发展演进的重要方式。历史上很多名医在收徒授业时首先要考察学生的德行，认为"非仁爱不可托也，非聪明理达不可任也，非廉洁淳良不可信也"。在收徒后，他们还要通过自己的言传身教，使自己的学生最终成为"既有善艺，又有仁心"的"真良医"。李杲收徒虽未被应用为成语，但却是中医师徒授受的典型案例。李杲靠仁厚的医德和高超的医术曾解除了许多病人的痛苦，李杲的徒弟罗天益既学到了李杲良好的医德，又得到了其医术真传，整理刊出了多部李杲的医学著作，对传播"东垣之学"起到了重要作用。由此可见李杲找到了所寄托的人，师徒之间也有一种心灵的默契。中医医德作为一种伴生于中医药学术的道德文化，其中所具有的师道传承特征至今仍非常重要。也正是由于师徒授受等方式的存在，中医学才能前后承继不衰、不断发扬光大。

91. 太平惠民

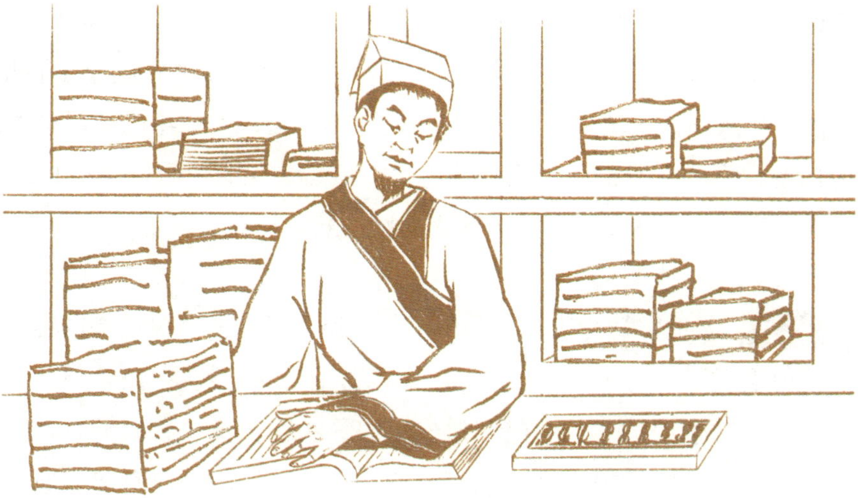

出处 **北宋·太平惠民和剂局《太平惠民和剂局方》。**

本义 “太平惠民药局”是宋代第一个正式的官方医疗机构。《太平惠民和剂局方》是全世界第一部由官方主持编撰的成药标准，由太平惠民和剂局编写。

解读 宋神宗熙宁九年（1076年），宋朝开办了医疗教育大学——太医局。朝廷希望通过官方办学，来改变民间医疗父子传承、秘技自珍的局面，培养专门的医生人才。与此同时，朝廷又把宫中原有的“熟药所”改名为“熟药局”，开始面向社会卖药材。南渡后，绍兴十八年（1148年）

又将朝贡熟药所依在京制度改作太平惠民局。绍兴二十一年（1151年），“熟药局”改名为“太平惠民药局”，除了在京城以外，在其他比较重要的行省也都开设了惠民药局。“太平惠民药局”定名在南宋，主要是制造出售丸、散、膏、丹等中成药和药酒，这些药物服用简便、携带方便、易于保存，很受医生和病人欢迎。另外，官方也有派驻到药局的“职官”，帮忙问诊。

根据王应麟的《玉海》记载，宋朝大观年间，医官陈师文等人校正《和剂局方》五卷，后来又诏令天下医术高手以各自的得效秘方进呈朝廷，由太医局进行试验，依方制药进行出售，增补了效验的医方。考《玉海》又载，绍兴二十一年十二月十七日，以和济局的药方成典颁布于各地，这一版本以太平惠民为书名。官方便通过太医院的《太平惠民和剂局方》，由专门的“合药局”制药，出售给平民。具备一定文化程度的平民，可以直接通过《太平惠民和剂局方》来对症取药。

应用 救助贫病之民一直是中国古代慈善事业的一项重要内容，中国古代曾设置了专门的“官医”给穷人看病，最早的“官医”是医、养合流，以类似现代福利院的“养济院”形式出现，各朝各代，名称不同。宋神宗元丰年间（1078—1085年）也有和剂局、惠民局之设。南宋绍兴十八年（1148年）药局改称“太平惠民局”，药局拟定的制剂规范《和剂局方》改称为《太平惠民和剂局方》，书中记述了丰富的方剂主治、配伍及具体修制法等医学资料，是一部流传较广、影响较大的临床方书，书中的许多方剂至今仍广泛用于临床。“太平惠民”虽未被沿用为成语，但是其中蕴含的仁爱精神至今仍在不断流传，而且当今社会中关注民生、促进健康、服务百姓的医药服务也更加丰富完善，如24小时的药房、公立医疗保障等诸多医疗惠民举措。此外，我国致力于加快建立覆盖全民、城乡统筹、权责清晰、保障适度、可持续的多层次医疗保障体系，有效地减轻了群众的就医负担，增进了民生福祉，维护了社会和谐稳定，为进一步保障人民健康做出了积极的贡献，这是新时代不断提升人民群众的获得感、幸福感、安全感的又一体现。

92. 金元四家

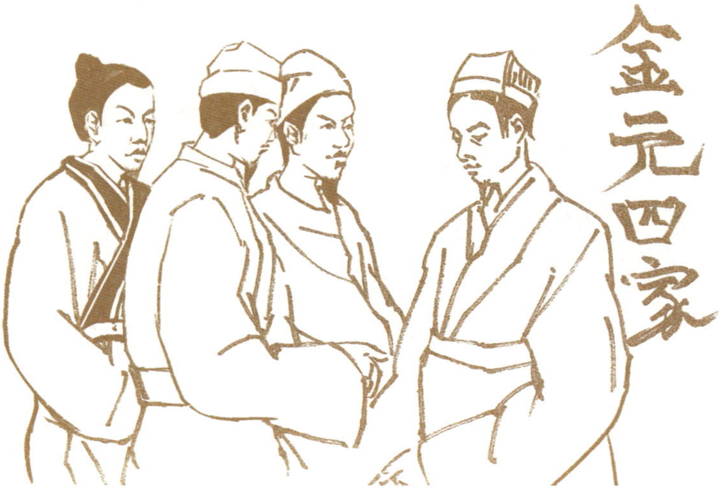

出处 清·陆懋修《世补斋医书》。

本义 “金元四大家”指金元时期（1115—1368年）的刘完素、张从正、李杲、朱震亨四位著名医学家，代表了四个不同的学派。

解读 “金元四大家”一词始见于陆懋修编写的《世补斋医书》“张、刘、李、朱，金元四大家也”，但实渊源于明代史学家宋濂。元末明初著名文学家宋濂曾为《格致余论》题词：“金以善医名凡三家，曰刘宋真（刘完素）、曰张子和（张从正）、李明之（李杲），虽其人年之有先后，术之有救补，至于推阴阳五行升降生成之理，皆以《黄帝内经》为宗，而莫之异也。”认为元代朱震亨的学说，尤其是《格致余论》一书“有功于生民者甚大，宜与三家所著并传于世”。自此而后，“金元四家”的说法流传于世。而明代另一位《元史》编修王袆则认为：“金氏之有中原也，张洁古、刘守真、张子和、李明之四人著作，医道于是乎中兴。”其把刘完素、张元素、张子和、李杲视为金元四大医家，与宋濂之说有异。清初三大家之一的张璐肯定宋濂之论，费伯雄更明确指出：“所谓四大家者，乃刘河间、张子和、李东垣、朱丹溪也。”

刘完素认为疾病多因火热而起，在治疗上多运用寒凉药物，故此称之为“寒凉派”。张从正认为治病应着重驱邪，“邪去而正安”，丰富和发展了汗、吐、下三法，世称“攻下派”。李杲认为“人以胃气为本”，在治疗上长于温补脾胃，因而称之为“补土派”。朱震亨认为“阳常有余、阴常不足”，善用“滋阴降火”的治则，世称“养阴派”。金元四家的学说标志着中医发展的一个新阶段，对后来的中医发展产生了深刻的影响。

应用 宋金元时期是中医理论发展的一个重要时期，称为“新学肇兴”。这一时期由于长期的战乱，人民生活贫苦，疾病流行，奠定了产生金元四大家的社会基础。由于实践的丰富，不少医家深入研究古代医学经典，结合各自的临床经验，自成一说，来解释前人的理论，逐渐形成了不同的流派，刘完素主寒凉，张子和主攻下（汗、吐、下三法），李东垣主补土补脾，朱丹溪主养阴，大大丰富了中医理论。《四库全书总目提要·子部·医家类》指出，“儒之门户分于宋，医之门户分于金元”。“金元四家”虽未被沿用为成语，但是金元四大家的学术思想，无不是在以《黄帝内经》为代表的中医理论与个人诊疗经验的综合，反映了他们在对中医学理论和实践的不同感悟中产生的独到经验和思想。他们所创造的学说，既有互相交叉、渗透、补充的一面，又有相对独立、个性、发展的另一面。

93. 经史证类

出处 北宋·唐慎微《经史证类备急本草》。

本义 北宋蜀人唐慎微，在本草旧经的基础上，汇集前人有关药物资料，参引经史百家典籍，编撰了著名的《经史证类备急本草》。

解读 《经史证类备急本草》，简称《证类本草》，31卷，此书为集北宋以前本草学大成之作。北宋唐慎微约撰于绍圣四年至大观二年（1097—1108年）。本书系将《嘉祐本草》《本草图经》两书合一，予以扩充调整编成。共载药1748种，药物分类大体沿袭《新修本草》旧例，仅将禽兽部细分为人、兽、禽三部，各药先出《本草图经》药图，次载《嘉祐本草》正文及《本草图经》解说文字，末附唐慎微续添药物资料。本书资料丰富，除引录汇集前人有关药物资料外，又搜罗了经史、笔记、地志、诗赋、佛书、道藏等书籍中有关药物资料，保存了大量现已散佚的文献内容。所摘陈藏器《本草拾遗》、雷敩《雷公炮炙论》、孟诜《食疗本草》、李珣《海药本草》等古本草条文尤多，弥足珍贵。又辑众多医方，各注出处，为宋代本草集大成之作。其资料之富、内容之广、体例之严，对后世本草发展影响深远，《本草纲目》即以此书为蓝本。后世辑佚古本草，率多取材于此。

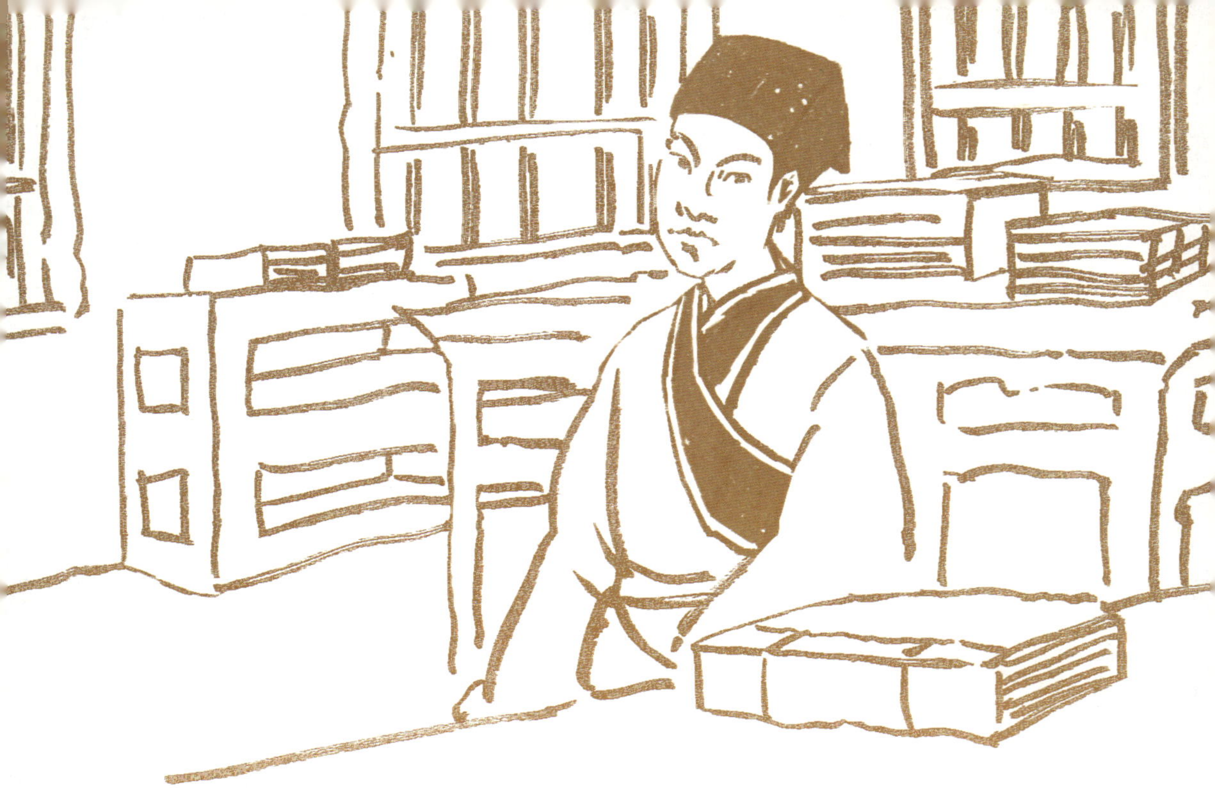

应用 经史证类虽未被沿用为成语，但《经史证类备急本草》一书却清晰地展现了之前历代本草学术的发展脉络，今存以《大观本草》《政和本草》两类版本为多。《政和新修经史证类备用本草序》记载："蜀人唐慎微，近以医术称，因本草旧经，衍以证类、医方之外，旁摭经史至仙经、道书，下逮百家之说，兼收并录，其义明，其理博，览之者，可以洞达。"在《本草纲目》问世之前近五百年间《经史证类备急本草》一直为研究本草学之范本，占有承前启后的历史地位，在本草发展史上实属罕见。《本草纲目》给予《经史证类备急本草》高度评价："使诸家本草及各药单方垂之千古，不致沦没，皆其功也。"

七 明清时期

94. 傅山论医

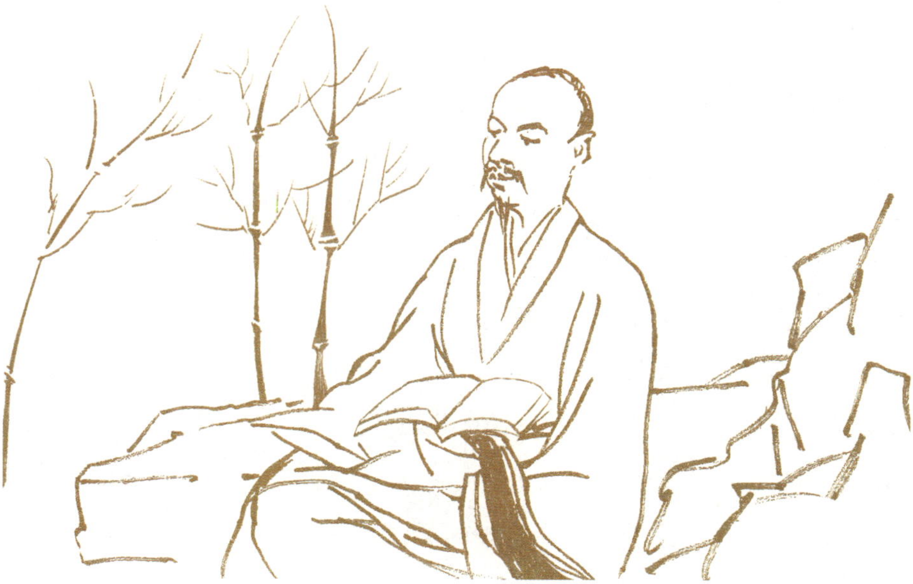

出处 常识，没有固定出处。

本义 傅山博通经史诸子和佛学之道，还有很高的医学造诣，以《傅青主女科》对妇产科医学问题的讨论闻名于世。

解读 傅山，即傅青主，明末清初著名的医药学家、书法家、文学家和思想家。《直隶代州志·艺文·傅青主征君传》载："傅征君山，字青主，别号公之他，又号石道人，山西忻州人。善古文词，兼工书画，尤邃于长桑术。人有以病乞治者，无贵贱，一一视之无倦容，应手即愈，故医名遍于山右。著作甚富，今传者有《霜红龛集》十二卷……《两汉人名韵》《傅青主医书》，刊行于世。”傅山先生的许多医学著述或由他人托名神传、仙授而刊行于世，或以抄本形式传承流散于民间，其传世医书主要有《傅山验方秘方辑》《大小诸证方论》《傅山医学手稿》《傅青主女科》《傅青主男科》《青囊秘诀》等，这些医学著作都是我国中医界的瑰宝，对后世均有重要影响。

应用 “傅山论医”的典故虽未被沿用为成语，却能体现出前人对于“青主之字，不如其画，画不如其医”的评论与肯定。傅青主兼工诗文、金石、书法、绘画、音韵训诂之学，又精医学，擅长内、妇、幼诸科，尤其在妇产科学方面贡献更大，且家有秘方，故求医者盈门。在治学方面，他认为作为一名医生，要精通医理，必须针对变化着的疾病和病情来灵活运用方药。在妇产科学方面，他所著的《傅青主女科》等书是内容丰富的中医妇产科学名著。书中详细论述了经、带、胎、产四个方面的多种病症，有理有法，有论有述，有常有变，理法方药俱全，继承了清朝以前历代医学家关于妇产科学的学说，并结合自己的临床经验，提出了很多独特的学术见解。他把所有妇产科疾病分列在调经、种子、崩漏、带下、妊娠、小产及临产等条目下，内容涉及整个妇产科领域。他的一些见解，至今还在指导着中医妇产科的临床实践。

95. 左归右归

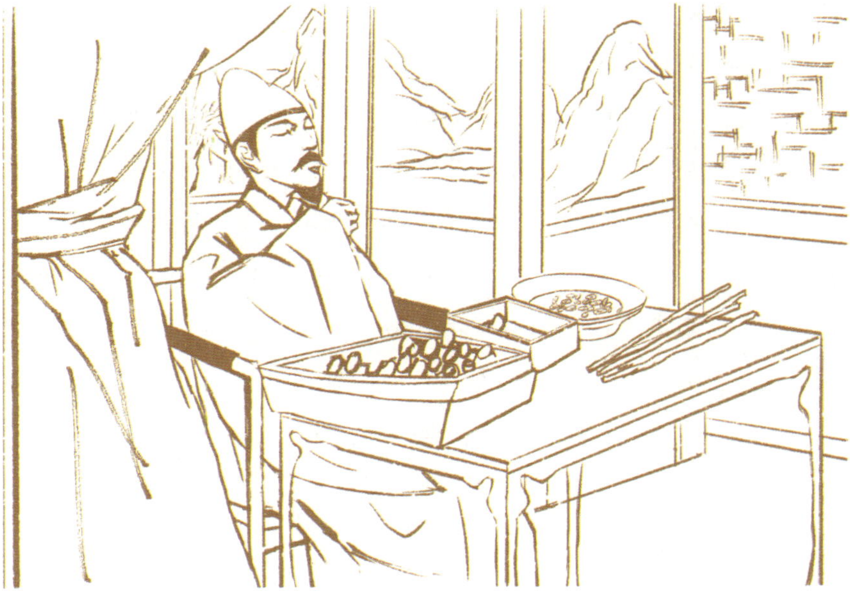

出处 明·张景岳《景岳全书·卷之五十一德集·新方八阵》。

本义 左归丸、右归丸是明代著名医学家张景岳创制的两个方剂名。

解读 左归丸与右归丸最早记述于《景岳全书》中，其中左归丸主治真阴不足诸证，有养阴补肾之功，由熟地、山药、枸杞、炙甘草、茯苓、山茱萸等药组成。右归丸由熟地、山药、山茱萸、枸杞、炙甘草、杜仲、肉桂、制附子诸药组成，用于肾阳不足诸证，有温肾添精之功。张景岳认为："左"指肾之元阴（真水），"右"指肾之元阳（命火）；"归"有属于、趋向之意。二方是从肾气丸衍化而来。左归丸壮水之主，以补左肾真水，故名"左归"；右归丸益火之源，以补右肾命火，故名"右归"。

应用 中医认为肾有二脏，左属水，右属火。左归右归介绍的两方意义非凡，遵循着中医"善补阴者，必于阳中求阴；善补阳者，必于阴中求阳"理论。左归丸滋养肾水阴精，主治真阴肾水不足，不能滋养营卫，渐至衰弱。凡精髓内亏，精液枯涸诸症，俱速宜壮水为主，以培左肾之元阴，而精血自充矣。右归丸治元阳不足，或先天禀衰，或劳伤过度，以致命门火衰，不能生土等证。凡真阳不足者，必神疲气怯，或心跳不宁，或四体不收，或眼见邪祟，或阳衰无子等证，俱速宜益火之原，以培右肾之元阳，而神气自强矣，右归丸主之。张景岳深研阴阳理论，认为"阴阳之理，原自互根，彼此相须，缺一不可，无阳则阴无以生，无阴则阳无以化"。基于阴阳一体、阴阳互根的原理，对于阴阳虚损病证的治疗，张景岳的补肾理论强调、注重平调肾中阴阳；而平调之要，在善于"阴中求阳，阳中求阴"，开创了中医补法的新理论，在临床上具有较大的指导意义。

96. 勿轻言医

出处 民国·赵尔巽《清史稿·列传二百八十九·艺术一》。

本义 人命重于泰山，因此医生应该谨慎小心，不能随随便便就说自己懂得了医学的真谛。

解读 《清史稿·列传二百八十九·艺术一》:“子孙慎勿轻言医。”清代名医叶天士年八十，临终之时，告诫他的子孙们说:“医可为而不要为，必天资敏悟，读万卷书，而后可以济世。不然，鲜有不杀人者，是以药饵为刀刃也。吾死，子孙慎勿轻言医。”即在其临终前曾说道：“并不是人人都可以当医生。只有那些天资聪明、读书很多的人，才可以通过医术治病救人，不然的话，就会贻害病人。所以说，药饵就像刀刃，治不好病无异于用刀杀人。我死了以后，你们必须谨慎小心，不可随随便便就说自己懂得了医学。”同乡的沈德潜在《叶香岩传》中云：“君不欲以医自名，并不欲以医传后。”体现了其淡泊名利的人生态度。

应用 “勿轻言医”虽未沿用为成语，却体现了以叶天士为代表的医者仁心，他提出的后世子孙莫轻言医的训诫，不仅是对自己的言行极端负责的仁者之言，同时也显示出他在医学，乃至人生哲理的追求上所

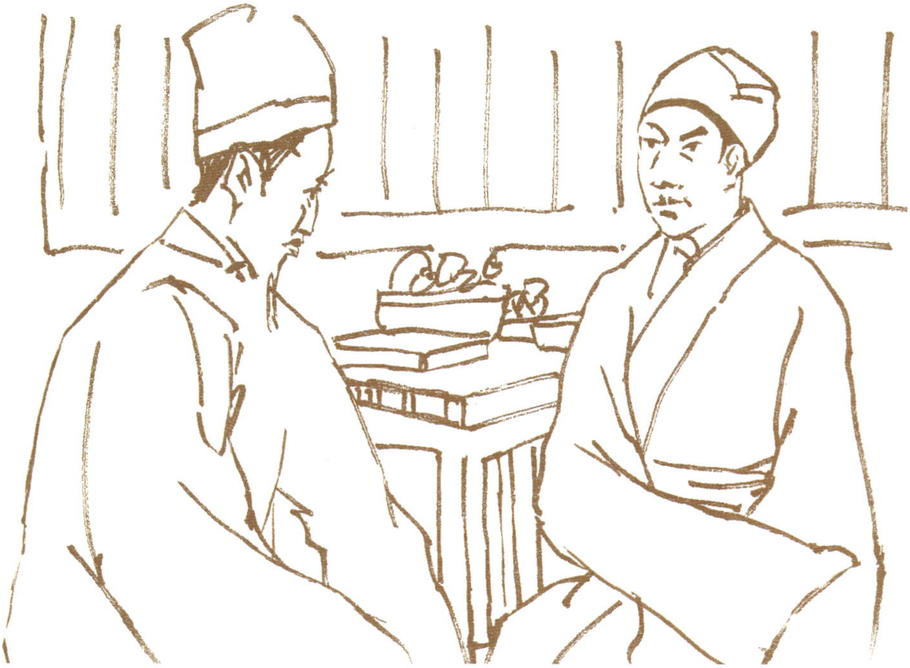

达到的极高境界。因为往上走得越高，就越知道天高远不可及，越知道自己的渺小不足言。最聪明的人，大多是谦虚的人。《景岳全书发挥·跋》有言：“若欲炫己长，排众论，创一说，变一方，适足以淆惑后人，鲜有不误人者。”意指医家不应为炫耀声名而随意评论、标新立异，以免延误后人学医。史书称叶天士“贯彻古今医术”，也是当之无愧的，无论是其医学理论还是治学态度，都值得后人学习，尤其是他不追名逐利、崇敬医道、悲天悯人的精神将永远是后世习医者的典范。

97. 扫叶踏雪

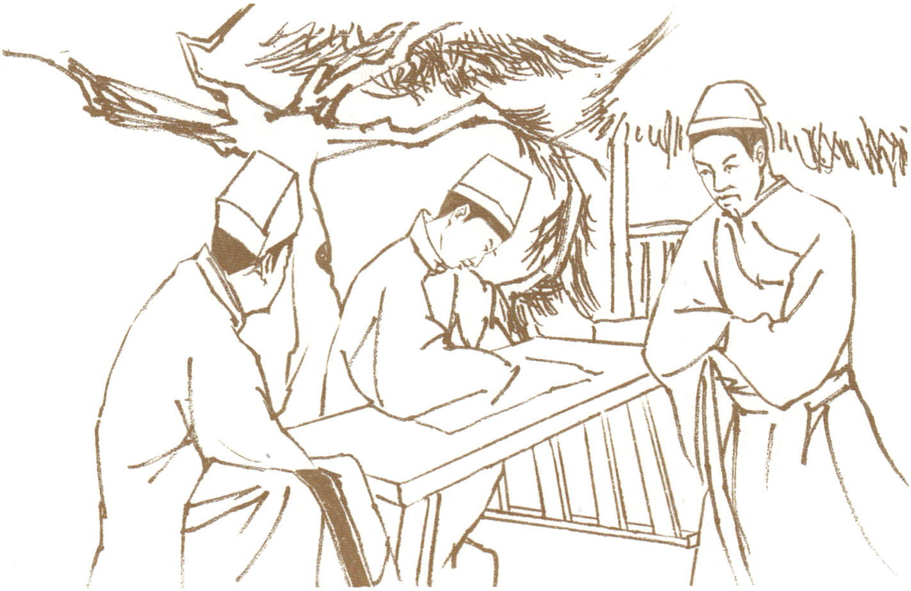

出处 清·陆以湉《冷庐医话·卷一》。

本义 传言薛雪、叶天士二人曾因误会把书房分别改名为“扫叶庄”与“踏雪斋”。

解读 本典故最初应是于《冷庐医话》中被提到：“有更夫某者，身面浮肿，遍体作黄白色，诣局求治。薛生白先至，诊其脉，挥之去，曰：水肿已剧，不治。病者出，而叶天士至，从肩舆中遥视之，曰：尔非更夫耶?

此驱蚊带受毒所致，二剂可已。遂处方与之。薛为之失色，因有扫叶庄、踏雪斋之举。二人以盛名相轧，盖由于此。其说得之吴中医者顾某，顾得之其师，其师盖目击云。”这里写了两人不和睦的一个缘由，而且记录了明确的消息来源，起因是二人曾先后诊治一名水肿的更夫，意见相左，因此产生矛盾。稍晚于《冷庐医话》的《虞初广志》也记载了此事："时医士叶天士，声名籍甚。薛一出，即能与之抗，叶因于所居筑室三间，颜之曰‘扫雪轩’。薛亦于南园起宅，号‘扫叶山庄’。”斋名略有出入，但内容是一致的，即叶、薛二名医同行相轻，互相以蔑视对方的态度用对方姓名给自己书斋命名。《冷庐医话》作者陆以湉并非叶天士同时代人，书成时与当事人生活时间相隔百余年，故事的真实性有待考证。

应用 “扫叶踏雪”之说来自传闻“扫叶庄”“踏雪斋”，其真实性值得商榷。就事论事而言，充其量也仅是反映了叶 、薛二氏的学术水平与临床经验的差别，以及学术观点的不同而已，根本谈不上是以盛名相轧。二人是清朝著名的温病学家，对中医温病学的创立与发展做出了不朽的贡献。而本典故告诉我们，在现实生活中，我们每个人都有长处，我们要互相学习；我们每个人又都有自己的短处，也要互相帮助。医生也应心胸宽阔，互相学习，全心全意服务病人，这是医生的使命与责任，医生与医生、医生与患者均应共同携手，为了治愈疾病、恢复健康而共同努力。

98. 叶桂拜师

出处 清·陆以湉《冷庐医话·卷一》。

本义 清朝时期著名医学家叶桂曾拜访求学许多名师，医术也因此更为精湛。

解读 叶桂，字天士，号香岩，江苏吴县人，著作有《温热论》《临证指南医案》等。叶桂出生在一个医学世家，从小受到家庭的影响，在攻读科举的闲暇时分也会浏览涉猎岐黄家言。自《素问》《难经》及汉、唐、宋诸名家所著述的书，没有不旁搜博览的，以此来增广自己的见闻。14 岁的时候，他的父亲去世，由于家境贫寒，不能自给自足，因此而弃举子的学业，跟随父亲的门人朱某学医。叶桂记忆力非常好，他读书是

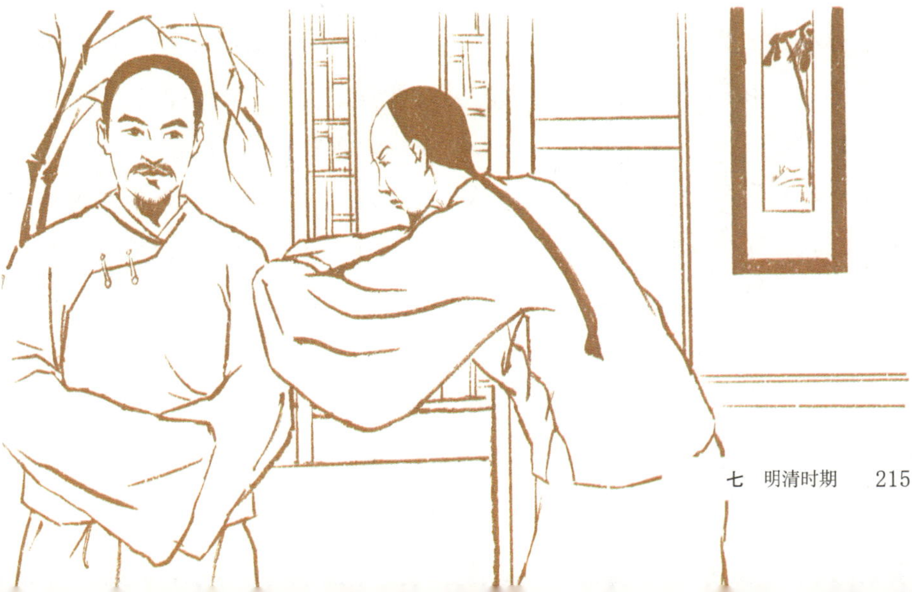

过目不忘，积累了很多的医学知识。史书载其“闻言即解，见出师上，遂有闻于时”，意思是他听闻老师的讲解就可以理解蕴含的深意，见解有时比老师还要高明，因此也是有所声名。后来，得到苏州著名医学家周扬俊等四位名医的指点，他的医术大有长进，极难诊治的病，他也能够治好。

叶天士精勤不倦，博览群书，尤其是《黄帝内经》《伤寒杂病论》等经典，还研究整理众多名师的药方和医理，融汇百家之义，在他的按语中经常出现的前代医家有张仲景、金元四大家、张景岳、缪希雍、王肯堂、孙思邈、喻嘉言、朱肱、许叔微、王子接等。根据清代陆以湉的《冷庐医话》记载：“王葑亭先生友亮，作叶天士小传，谓年十二至十八，凡更十七师。闻某人善治某证，即往执弟子礼甚恭，既得其术辄弃去，故能集众美以成名。善哉！转益多师是我师，艺之精不亦宜。”正因为叶桂学而不厌，才能功夫不负有心人，最终学有所成。

应用 中国乃文明古国，礼仪之邦。中国书画、中华武术和中医药一源三歧，千百年来，它的传承形式一直是靠师徒口传身授。因此，中国传统特别强调师徒名分，讲究尊师重道，注重拜师学习。“叶桂拜师”的典故虽未沿用为成语，却是拜师学习的著名案例。清代名医叶桂出生于世医家庭，其祖紫帆，父阳生，皆精于医术，称名于当时。幼承父训，相传先后拜师十七位，读万卷书，广泛继承前人学术经验，结合自身实践，融会贯通。除精于家传儿科，还在温病一门独具慧眼、富于创造，开创温病卫气营血辨治体系，是清代著名的温病学家。此外，叶桂可谓无所不通，在许多方面有其独到的见解和方法。在杂病方面，他补充了李东垣《脾胃论》详于脾而略于胃的不足，提出“胃为阳明之土，非阴柔不肯协和”，主张养胃阴；在妇科方面，阐述了妇人胎前产后、经水适来适断之际所患温病的症候和治疗方法；他对中风有独到的理论和治法；他还提出久病入络的新观点和新方法，如此等等，不一而足。总而言之，在整个中国医学史上，叶桂是一位贡献巨大的医家。

99. 刀圭活命

出处 清·袁枚《小仓山房文集·与薛寿鱼书》。

本义 刀圭是一种量器，容量很小，后用于比喻用量少。古代有许多名医医术高超，辨证下药，用药很少却药到病除。于是有刀圭活命的美名。

解读 薛雪是清代温病大家，和名医叶天士齐名，他一生专研医术，写了许多医学心得和笔记，也留下了许多实用的方剂。同时，他在儒理方面也很有学问，在他去世的时候，他的孙子为其撰写了墓志铭，其中提到了他的生平，但是大多数都是在理学方面的作为，对他在医学的贡献却只字未提。当时著名的士人袁枚看了以后，便提出了意见。“仆昔疾病，性命危笃，尔时虽十周、程、张、朱何益？而先生独能以一刀圭活之，仆所以心折而信以为不朽之人也。虑此外必有异案良方，可以拯人，可以寿世者，辑而传焉，当高出语录陈言万万。”可见袁枚之前疾病发作的时候曾经找薛雪看病，而薛雪只用了一刀圭之药便将其治好，所以袁枚很感激薛雪。

袁枚认为，对于他人来说，最需要的是在病痛的时候能得到好医生的治疗，而不是空谈学术道理。所以对薛雪的记载应该重视其在医学上

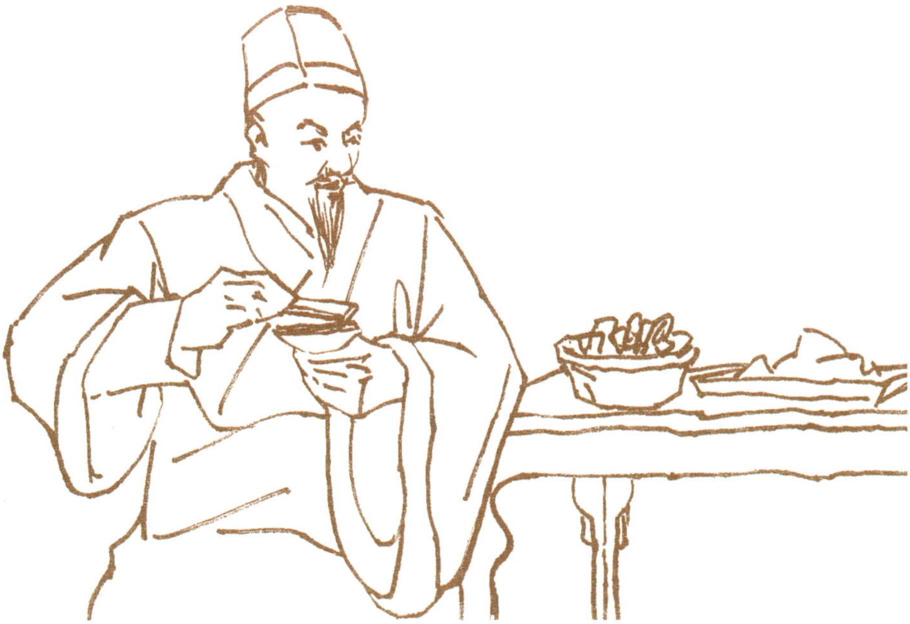

的成就，而不是浮于表面的说谈。“刀圭活命”这一典故也因此随着袁枚的书信流传了下来。

应用 在古代，中医使用很少的药就将疾病治好的例子数不胜数，也有很多方剂中就只有一味药，比如独参汤等。中医治疗的精髓在于辨证论治，若是准确地分析了病因，下对了药，就可以用很少的剂量把疾病治好，所谓一针见血，药到病除。

袁枚的观点体现了他对医生的尊重，人在痛苦难受的时候确实最需要的是实用的医药治疗，这是一种重视实践的态度。这也启示我们，在日常遇到问题的时候，不要匆忙做决定或者采取行动，而是应该首先分析问题的症结，准确把握要害。一旦抓住重点，可能只需要一些细微的调整，就可以完美地解决问题。

100. 衷中参西

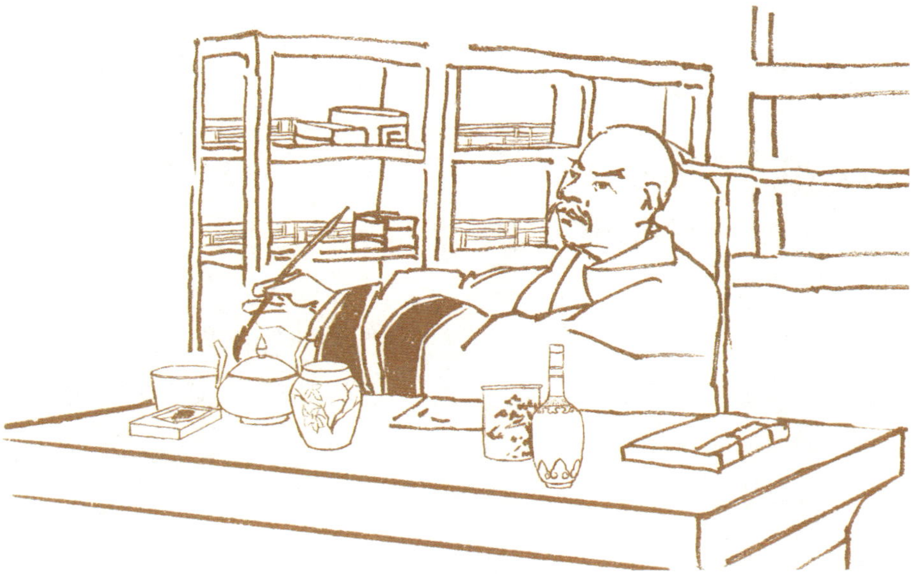

出处 清·张锡纯《医学衷中参西录》。

本义 在医学理论研究和临床诊治中衷于中医学术思想，也应该参照西医学说。

解读 张锡纯生于晚清，是河北省盐山县人。他是近代中国中医学界的泰斗、中西医结合的先驱，最善用石膏治病，所以又被称为“石膏先生”，对近代中医学的发展有着重要的影响。“衷中参西”是中西医汇通派的一种学术主张，本典故首见于张锡纯《医学衷中参西录》一书。张锡纯试图遵循“衷中”与“参西”的原则，沟通中西两医学，以中医为主体，取西医之长，补中医之短，师古而不泥古，参西而不背中，是我国近代历史上中西医汇通学派的著名代表人物。虽其平生著述甚多，然现传世者仅《医学衷中参西录》。《医学衷中参西录》是作者多年学术经验的总结。书中结合中西医理论和医疗实践阐发医理，颇多独到的见解；并制定了若干有效方剂，临床医家多所遵循。但限于历史条件，也有不少片面或牵强之处。

应用 张锡纯先生是我国医学史上一位捍卫与发扬中医学的杰出人物，医界称其为“执全国医坛之牛耳者”。而所著《医学衷中参西录》是他毕生心血的结晶，堪称理论联系实际的典范，当时《山西医学杂志》称之为“医书中第一可法之书”，时至今日，仍是一本授人以巧的杰作。《医学衷中参西录》对于指导临床防病治病、科学研究，仍是不可多得的参考书。而“衷中参西”一词虽未被沿用为成语，却是我国提倡中西医结合的早期体现。中西医结合的精髓是在坚实地掌握国际先进的诊断和治疗技术的基础上，再结合我国传统医学进行诊疗实践。这样才会源于西医，高于西医；源于中医，高于中医。近代中西汇通医家张锡纯反对崇古泥古，故步自封，并崇尚实验。毕生从事临床与研究著述，所著《医学衷中参西录》影响颇大。张锡纯在学术上主张沟通中西，书中结合临床做了许多具体讨论，如“脑充血兼偏枯”案云：“按此证初得，不但脑充血实兼脑溢血也。其溢出之血，着于左边司运动之神经，则右半身痿废，着于右边司运动之神经，则左半身痿废，此乃交叉神经以互司其身之左右也。”在治疗上大多以中药为主，有时中西药并用。其于临床的主要贡献有很多，如在中西医汇通思想基础上充分发挥生石膏治疗热病的功效，创“升陷汤”治大气下陷等。

101. 戾气可寻

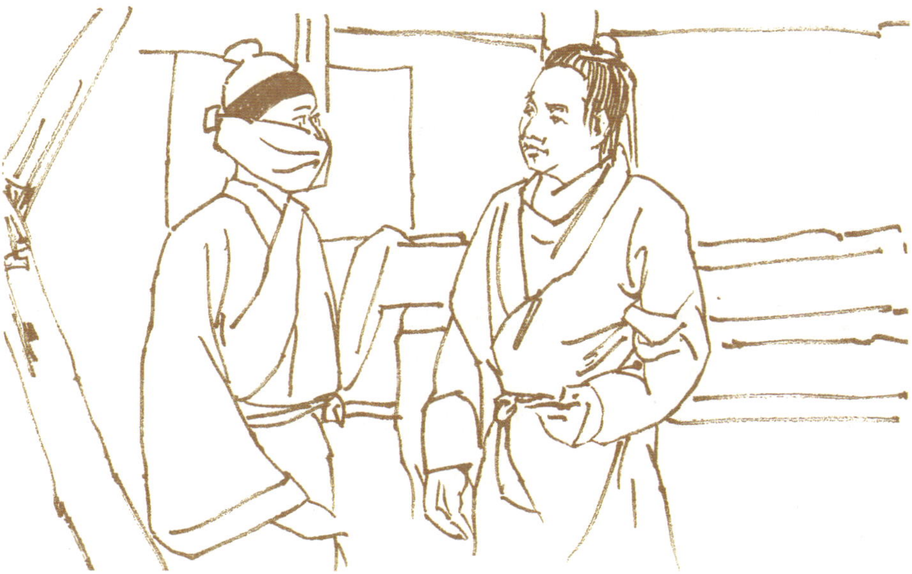

出处 明·吴又可《温疫论》。

本义 导致瘟疫的病因是天地间的一种特殊的异气，叫作戾气，这是可以推寻解释的。

解读 本典故出自吴又可的《温疫论》，该书是中医温病学发展史上具有划时代意义的标志性著作，其中创立了“戾气”病因学说，强调温疫与伤寒完全不同，明确指出：“夫温疫之为病，非风、非寒、非暑、非湿，乃天地间别有一种异气所感”。这种异气与传统的病因即六淫邪气不同，吴氏为之命名为“戾气”。

戾气侵入人体的途径是自口鼻而入。传播的方式有两种：天受，即通过自然环境而感染；传染，即通过接触患者而感染。此二者只是传播方式的不同，只要感染的是同一种戾气，那么“所感虽殊，其病则一”。吴又可认为，“气者，物之变也”，因此，他设想最为理想的治疗是针对性治疗，“能知以物制气，一病只有一药，药到病已，不烦君臣佐使、品味加减之劳”。在当时的条件下，吴氏也是苦于此气“无象可见，况无声无臭”“其来无时，其着无方”“何能得睹得闻？人恶得而知是气？”虽然这种戾气不可见闻，难以判断从何而来，但他的这种设想是具有超前意识的科学设想，对后世温病学的形成与发展产生了深远影响。

应用 “戾气可寻”一词虽未被沿用为成语，在当时却有着石破天惊的影响。在《温疫论》成书的1642年前后，吴县连年发生流行疫病，一巷百余家，无一家幸免；一门数十口，无一口幸存。吴又可在《温疫论》原序中说：“崇祯辛巳，疫气流行，感者多，于五六月益甚，或合门传染。其于始发之时，每见时师误以正伤寒法治之，未有不殆者……医者彷徨无措，病者日近危笃。病愈急，投医愈乱。不死于病，乃死于医；不死于医，乃死于古册之遗忘也。”意为当时温疫肆虐，时医以伤寒治而不见功效，医患双方都束手无策，他在这样的环境中，深感当时医学的不足，发出“守古法则不合今病，舍今病而别搜古书，斯投剂不效……千载以来，何生民之不幸如此”的感叹，强调要联系古法今病，因此在临床实践中“静心穷理，格其所感之气、所入之门、所抵之处，与夫传变之体”，著成《温疫论》，关于病因则提出了“戾气可寻”的新思路。

102. 南竹北少

出处 **源自竹林寺、少林寺的医学文献。**

本义 南方的竹林寺以女科闻名，而北方的少林寺以伤科闻名，二者均是佛教医学的杰出代表。

解读 竹林寺女科历史悠久，闻名遐迩，影响深广，波及海外。始自晋朝，盛于宋代。寺院建于南齐年间（479—502 年），迄今已有 1500 年历史，它是祖国医药学宝库中的一朵奇葩。竹林寺以女科为主，所传妇科专著有数十种，至清末已历 107 世；所编以女科为主的《竹林寺女科秘传》成为当代女科之宝库，为研究女科提供了宝贵的资料。竹林寺女科有“精于医理，名驰吴越，素有丸锭秘方，师采上药虔修，其饮片法制详审，服者无不神效”之美誉。

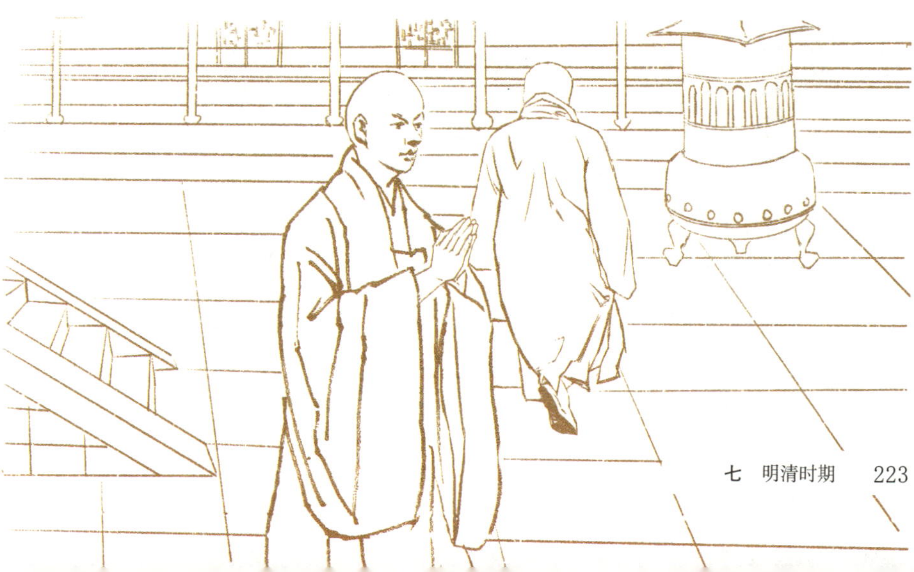

少林伤科学派渊源于南齐、唐朝，形成于明朝，发展于清朝、现代。经过历代少林伤科医家的不断总结提高，从不同的角度和侧面充实丰富了少林伤科学术体系的实践和理论，成为中国骨伤科最具特色的流派，其代表人物为明朝异远真人。

应用 佛教医学是佛教文化与中国传统医药文化相互影响、相互糅合的产物，是以古印度“医方明”为基础，以佛学理论为指导，吸取和借鉴中国传统医药学的理论和临床特点，从而形成的独具特色的传统医药学体系。“南竹北少”一词虽未被沿用为成语，却是佛教医学的典型代表，意义重大。《续纂惠济院世谱序》记载萧山竹林寺“院创自南齐郁公，寺名竹林，逮石晋有高昙僧遇异人授以胎产秘方，始以医著”，萧山竹林寺女科方书千余年来流传极广，屡经翻刻。少林寺武僧众多，少林僧医为少林伤科的形成发展起着重要的推动作用，有着大量的临床实践应用。少林伤科与竹林女科均历史悠久，名扬天下，有多部医著传世。尽管历尽沧桑，但仍是中国医药学宝库中的一部分，它们对社会的贡献将永载史册。

103. 永公梦方

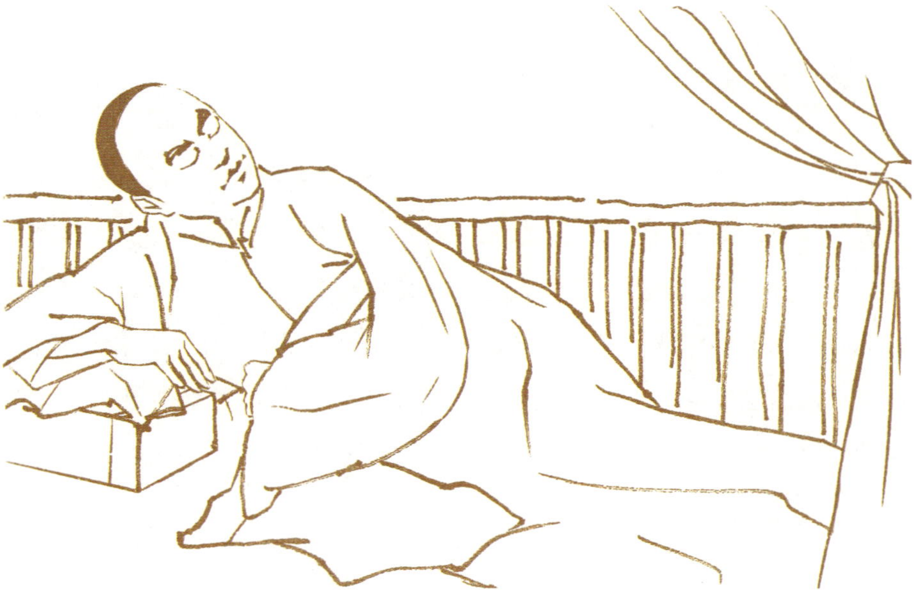

出处 清·纪昀《阅微草堂笔记·滦阳消夏录二》。

本义 内阁学士永公曾于梦中找到遗失的药方，与新医生开的处方相同，坚持服药病愈。

解读 内阁学士永公为病所累，精神萎靡不振，请大夫诊治，也治不好。又请一医，这个医生索要前一个医生开的药方，药方被人藏起来了，没有找到。永公梦中得知药方所在，并听其诉说了原委，原来偷藏药方的人认为原来的医生开具的药方没错，只是刚服一剂，药力还没发挥出来，而医家倘若同行相妒，后医索要之前的药方，便会更改前一个医生的药方，用相反的药标新立异，以显示自家的高明，那就危险了。于是永公说前一个医生的药方已经丢失，故请后来的医生另开药方。之后进行比对，发现这个医生所用的药与之前的方药一样。于是，连服了几剂，病很快好了。

应用 纪昀，字晓岚，著有《阅微草堂笔记》，借鬼狐以发人间幽情。鲁迅称之为“发人间之幽微，托孤鬼以抒己见，隽思妙语，时足解颐……天趣盎然，故后来无人能夺其坐”。暗藏药方的行为和对话，揭露、讽刺了旧时医家互相妒忌、贬斥的恶习，希望医生以看好病为最终目标。情节虽然荒诞不经，表现出的人情世态却是真实的。“永公梦方”的典故告诉我们一定要坚持正确的方向走下去，如果不是因为他人的善意劝告，可能方向就会变化，结局也就朝着不同的方向进行。遇事也应该多听他人的建议，综合起来取长补短，最终决策好正确的方向。

104. 医具三昧

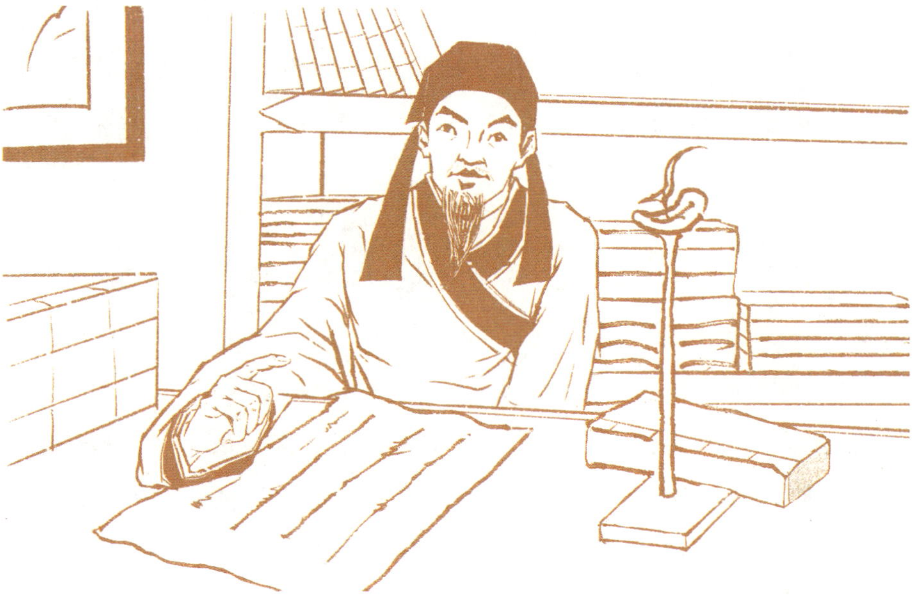

出处 明·王绍隆《医灯续焰·卷二十》。

本义 医术不仅仅是一门技术，也是需要很深的三昧境界。

解读 《医灯续焰》记载：“医虽小道，实具甚深三昧。须收摄心体，涵泳性灵，动中习存，忙中习定。外则四体常和，内则元神常寂。然后望色闻声，问病切脉，自然得其精，而施治得宜也。”涵泳，涵养。性灵，指真心佛性。存，存思，即禅定。元神，本原的心神，即指真心佛性。

这段话的意思是说：医术看上去好像仅仅是一门技术，然而它也是需要很深的三昧的。医生应该守住自己的真心，涵养自己的佛性，动中也注意把握住自己，在忙中也注意修习定态。在外则身体协调健康，在内则内心安详清净。由此，在诊治疾病的过程中，望色、闻声、问病和诊脉，自然会深入其实质，从而有适宜的施治方法。三昧一词，意思是止息杂念，使心神平静，借指事物的要领、真谛。此一将心集中于专一对象的精神作用，可分两种：一是与生俱来的精神集中能力（生得定），二是因后天的努力而使集中力增加（后得定）。心到达三昧的状态时，起正智慧，进而与所观境冥合，分明了知，而悟得真理，甚至于直接感见圣境，此称三昧发得，或称发定。

应用 “医具三昧”虽然不是成语，却告诉我们：高深的医术同样也需要将心定于一处而不散乱，具有三昧的大智慧、大境界。中医学以其自身独特的魅力，在数千年的历史长河中，恒久存世，惠泽至今，背后便蕴藏着丰富的传统智慧，只有对医学有全面系统的学习，具备扎实的经典理论基础，加上丰富的临证经验，学习古代名医的高尚精神与医德，立德修身，潜心治学，才能愈臻完善，学有所成。

105. 医林改错

出处 清·王清任《医林改错》。

本义 意为王清任根据自己的解剖经验对前人解剖知识的评判与改正。

解读 《医林改错》为清代王清任所著，刊行于 1830 年，上卷内容有二：其一是论述了脏腑解剖，提出了王氏所绘的解剖图谱和一些生理学方面的新观点，意在改正古人在某些解剖和生理认识上的错误；其二是论述了王氏活血化瘀方剂在临床运用上的经验。下卷主要论述了半身不遂、瘫痿、瘟毒证、抽风、月经及胎产病、痹证、癫狂等病症的瘀血病机及辨证治疗，意在改正古人对这些病症认识和治疗上的错误。全书共收载王氏自制或改制古方而成的 32 个活血化瘀方剂及其在临床运用

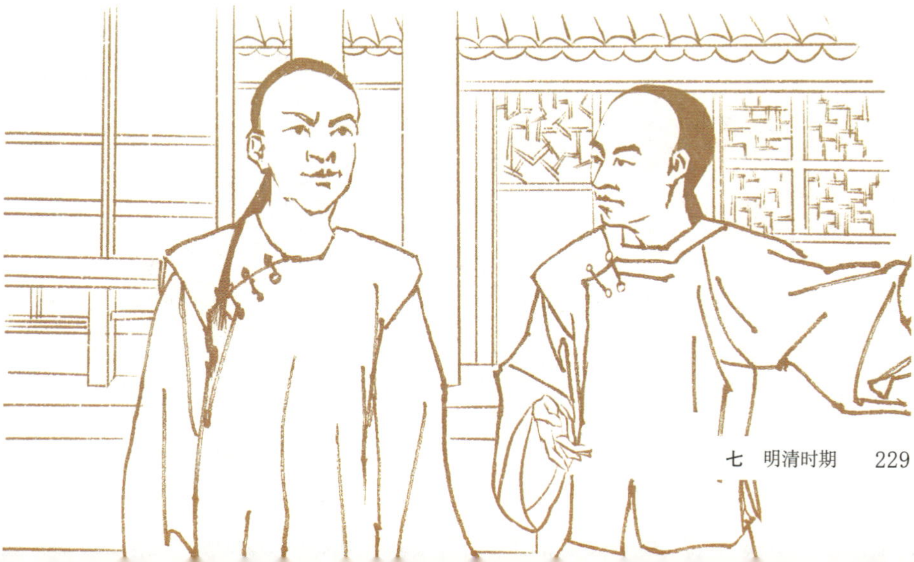

的经验。

王清任秉持着“著书不明脏腑，岂不是痴人说梦；治病不明脏腑，何异于盲子夜行”的想法和“夫业医诊病，当先明脏腑”的观点，主要是通过“检视”尸体等方式，结合自身临床经验，自著《医林改错》一书。王清任的解剖不是真正意义上的解剖，即便如此，也“始知医书中所绘脏腑形图，与人之脏腑全不相合，即件数多寡，亦不相符”，即知道了古代医书中的脏腑图形与真实的脏腑并不完全一致，而且他还自述“余著《医林改错》一书，非治病全书，乃记脏腑之书也。其中当尚有不实不尽之处，后人倘遇机会，亲见脏腑，精察增补，抑又幸矣”，希望后世如果可以准确地描绘脏腑图形是非常有意义的。

应用 “医林改错”虽未被应用为成语，但是背后所传递的精神却始终值得我们学习。学术从来非一家之言，难免有不尽之处，正如王清任所著书修正前人纰漏那般。尊重但不迷信前人，敢于纠错补正才是医者之道。我们在工作、生活、学习中，也要学习王清任切实观察的工作态度，不迷信权威，不断进行自我反思，更好地实现自己的人生价值。

106. 诊宗三昧

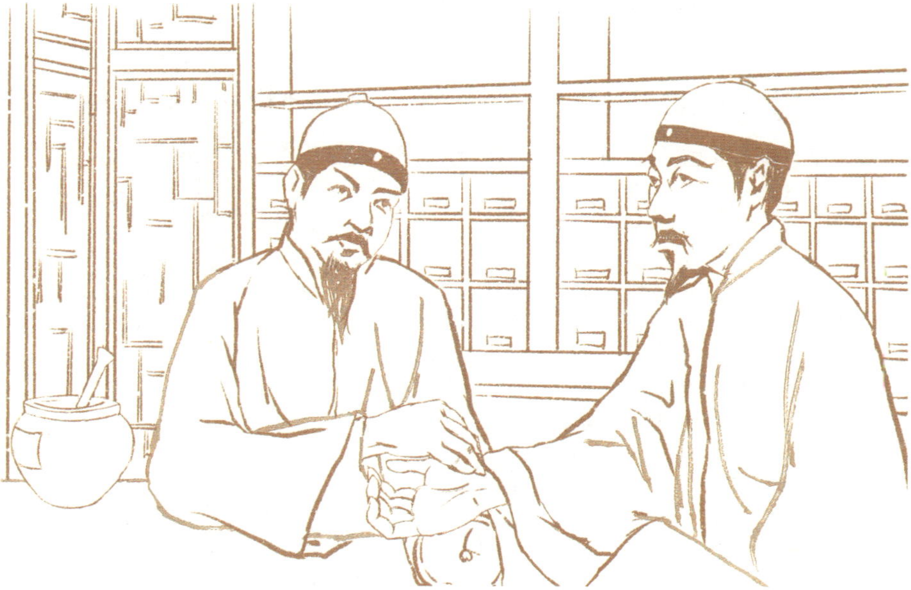

出处 清·张璐《诊宗三昧》。

本义 张璐认为脉诊的原则应像三昧水一样明晰准确，除去不正确的见解。

解读 《诊宗三昧》是刊行于清康熙二十八年（1689 年）的诊法专著。全书一卷，自“宗旨”至“婴儿”计 12 篇，其中《脉象》《师传》《口问》3 篇是全书的“三昧”所在。第一至二篇阐明医学宗旨，第三至六篇专论色脉、脉位、脉象、经络之常与变，第七篇详载 32 种脉象，第八篇详述古今辨证论脉异同及脉证不合等，第九至十二篇讨论之顺逆与妇婴之脉。该书文语隽永，论理透彻，是中医临床医师及诊法研究者的较好参考书。

《诊宗三昧》主要内容包括石顽老人诊宗三昧、宗旨、医学、色脉、脉位、脉象、经络、师传三十二则（浮沉、迟数、滑涩、虚实、弦缓、洪微、紧弱、长短、大小、芤濡、动伏、细疾等）、口问十二则等。

应用 清代医家张璐在《诊宗三昧》一书中阐明撰著此书的宗旨，评述诸家脉理，并批判前人的某些脉学著作，提出“入门宗脉不慎，未免流入异端”，力陈“吾当以三昧水涤除尘见”，重视诊脉的规范，并说“得心应手之妙，如风中鸟迹，水上月痕，苟非智慧辨才乌能测其微于一毫端上哉？”强调了脉诊难以言说的特性以及精妙所在。书中详细介绍了常脉、平脉、病脉等脉象的不同，参考“形体之肥脊，方土之宜异，气候之流变等”因素而审查脉象，以使真象毕露，层层剖析各种脉象，以使奥义明晰。“诊宗三昧”的典故未被沿用为成语，其中讲述的道理却至今熠熠生辉。学习不应一味地因循守旧，应该实事求是地提出、分析、解决问题。全书分析脉学理论比较全面深入，在医学界确实具有较大的影响。

107. 四库医籍

出处 清·纪昀等编撰的《四库全书》。

本义 四库全书作为大型丛书，其中也保存了丰富的医籍资料。

解读 《四库全书》是清代中期在朝廷主持下编纂的一部大型丛书，一直受到学术界的高度重视。《四库全书》系按传统的经、史、子、集四部分类，故以“四库”名书。其中将医家类书籍收入子部。既往书志，包括史志在内，多将医家退之于子部末简，而总纂官纪昀重视医书，认为“医虽一技，亦良命之所关，故升诸他艺术之上”，列于儒家、兵家、法家、农家之后，为子部第五。

《四库全书》所收历代医籍共96种，以时代为序，始于《素问》，终于徐大椿《医学源流论》，包括了秦汉至清代乾隆两千多年间重要的有影响的医经、方书、本草及临床诸科著作。其编纂十分注意考求版本，所收版本分别为敕撰本、内府本、《永乐大典》本、各省采进本、私人进献本、通行本等，精钞精校，且所收珍本甚多，向为医界推崇。

应用 《四库全书》先后抄录七部，文渊阁本是七部《四库全书》中成书最早、抄录质量最佳、校勘最精的一部，也是保存较为完好的一部，是其他六部所无法比拟的。“四库医籍”一词虽未被沿用为成语，但是《四库全书》中却收纳、整理了丰富的祖国医学资料与文献。载录中医著名医籍96部，大多为医经典籍及历代名医名家代表之作，分为内经、难经类，伤寒、金匮类，针灸类，医方类，本草类，医案类，医学通论、医学全书类，其他著名医籍，介绍了历代医书的历史演变及内容特点，揭示其学术源流概况，具有重要的文献价值。为弘扬岐黄学术，探求医理真谛，沾溉杏林学子，中医古籍出版社曾重印四库医籍，整理出版了《文渊阁四库全书子部医家类》，以飨医界广大学者，有助于研究医学在清中叶时期的历史地位，并了解古代医书重要的文献价值以及当时学者的治学思想。

108. 汇通流派

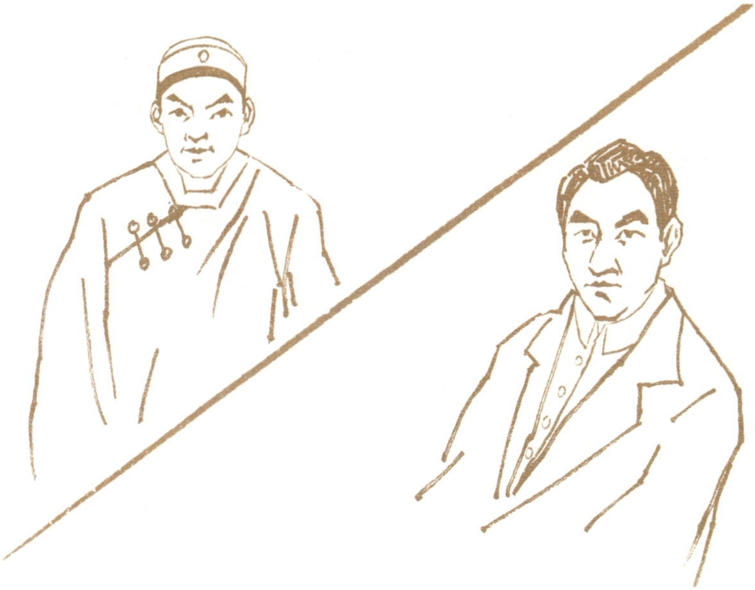

出处 民国《中国医学大词典》等相关文献。

本义 现代转型过程中的中国传统医学受现代医学观点影响而出现的融合中、西两种医学诊疗标准并对传统医学进行改良，取其精华、去其糟粕的现象。

解读 中西医汇通派在特定的历史条件下诞生，既用传统的中医思维思考问题，又利用现代的西方医术解决问题。是受西方医学影响而出现的融合中、西两种医学的流派。唐容川是中西医汇通派较早的代表，他认为中西医原理是相通的，中西汇通主要是用西医印证中医，从而证明中医并非不科学。即使西医的生理解剖学有自己的特点，但也超不出《黄帝内经》范围。因此虽然唐氏也说“西医亦有所长，中医岂无所短”，但实际上并不能真正中西汇通。朱沛文认为中医“精于穷理，而拙于格物”，西医“专于格物，而短于穷理”。在具体方法上他主张中西汇通要通其可通，存其互异。恽铁樵认为西医重视生理、解剖、细菌、病理、病灶的研究，中医则重形能、气化及四时五行等自然界变化对疾病的影响，中医可以吸收西医之长，与之“化合”。但结合的基点是以中医为主。张锡纯以中西汇通思想应用于临床，其特点是中西药物并用。他认为西医用药在局部，其重在治标，中医用药求其因，重在治本，二者结合，必获良效。他的探索对临床有一定的参考价值。

应用 在今天，我们也应该辩证地看待中西医结合医学，求同存异，取其精华，去其糟粕，以治疗结果为本。

八 近现代时期

109. 救亡图存

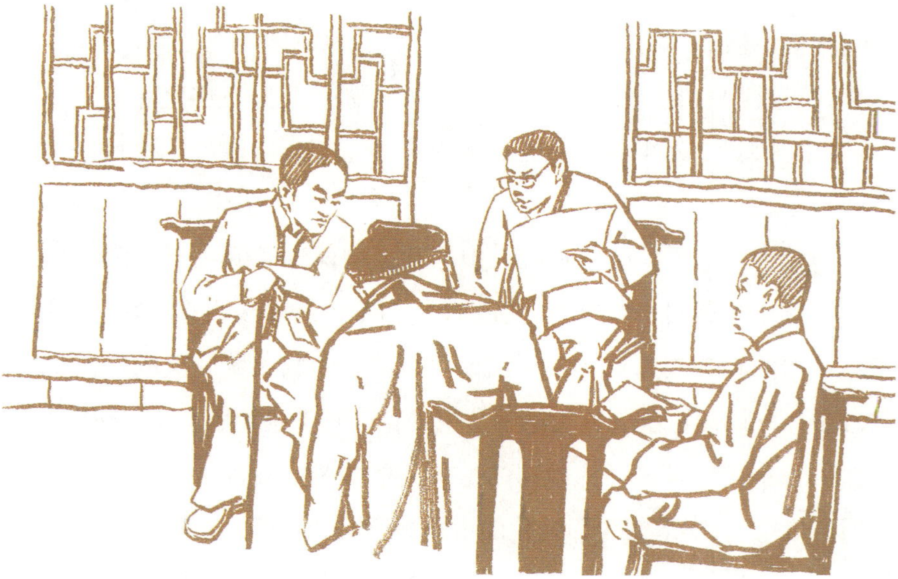

出处 1929 年北洋政府提出“废止中医案”议案之后中医界的请愿与抗争，见诸民国报刊。

本义 中医界针对废除中医，采用全盘西医提案及政策的一系列抗争，最终取得阶段性胜利。

解读 1929 年（民国十八年）2 月，国民政府卫生部召开第一届中央卫生委员会，会上余云岫、褚民谊等人先后提出了四项相关议案，其中包括废止中医的办法，以达到中医自然消亡的目的。“废止中医案”提出之后，中医界成立请愿团，请愿团从上海赴南京向国民党三全大会、中央党部、行政院等处请愿。其请愿书简明扼要地阐述了不能废止中医的理由：一是中医有治疗实效；二是废止中医等于禁绝国粹学术；三是废止中医将影响社会稳定。其请愿具体要求为：“明令撤回余云岫等禁锢中国医药学之议决案，一面令行教育行政机关对各地私立中医学校督促指导，择其办理较完善者，准予其立案，加入学校系统。”中医界掀起的全国性抗争活动，引起了全社会的关注，也影响着社会安定与政府威信。不久，请愿团收到国民政府文官处批示：“撤消一切禁锢中医法令”。至此，“废止中医案”以失败告终，中医界的抗争取得了阶段性的胜利。

应用 中西医论争是近代中国社会中西冲突的一个侧面，其论争的实质在于：面对中西新旧并存的近代中国医界，中国医学如何与中国现代国家建设相携并进。中西医论争持续时间长、波及范围广，在论争过程中，中西医论争与其他论争交织进行，且学理论争与生存抗争结合。中西医论争不仅是医学界内部的论争，更涉及西方科学与中国传统文化之间的论争，其实质是中西文化的论争。同时现代医学（西医）大量涌入，严重冲击了中医发展。中国出现许多人士主张医学现代化，中医学受到巨大的挑战。中医的抗争一直在路上，当今社会仍不乏大量的“中医黑”“网络喷子”对中医的污蔑，随着新冠疫情的爆发，中医在抗疫中起到了群众有目共睹的决定性作用，中医用实际行动进行着无声的抗争，疗效即结果，坚信在中医过硬的疗效与政府的扶持下，今后中医所要面临的抗争会逐渐减小，中医的发展会愈发顺遂。

110. 万金之油

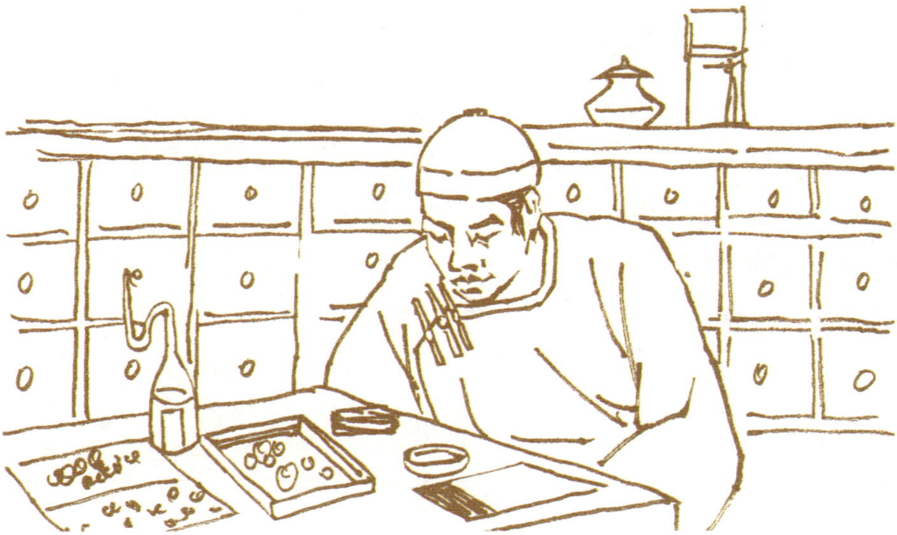

出处 **见于万金油的传奇故事。**

本义 即清凉油。形容人或物用处较多，在很多地方都能起到一定作用，可做褒义词，也可做贬义词。

解读 清同治初年，胡文虎随父在缅甸仰光开了一家药铺，由于缅甸位于东南亚，属于热带季风气候，天气炎热，雨水充沛，蚊蝇虫豸繁多，胡文虎据此开始研究中草药，并吸取了南洋等国的民间草药配方，制成了“虎标万金油”。万金油是“芳香疗法”的杰作。当时人们习惯把万金油当作万应药物使用，头痛医头，脚痛医脚，虽“治标不治本”，但面对蚊虫叮咬所致的疼痒难忍却也管用，可谓方便快捷。现指人或物在任何情况下都可起到作用，有“无所不能”“通吃”的意思，此时为褒义。也指在很多情况下都可以用得上，但是又不能精通，无法完全胜任，有“博而不精，广而不专”的意思，此处为贬义。

应用 在工作中，用“万金之油”这一词语形容某人可能是夸赞其能力强大，左右逢源，能给工作带来多方面的便利和帮助，也可能是贬指某人的工作技能不够专一精通，善于圆滑处世，故而需要放到特定的语言环境去理解。在生活中，万金油则常出现于戏谑的口语中，指某人没有一技之长，不靠谱，多用于小人物身上。在电影中，形容某个角色万金油则多是指其地位处于路人甲、打酱油的尴尬地位，不会对大局带来重大影响。

111. 伟大宝库

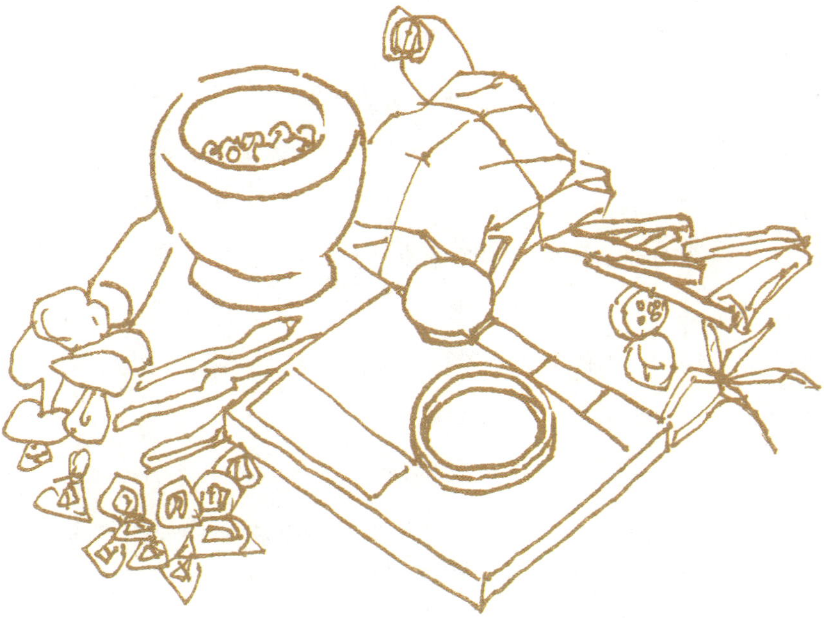

出处 1958 年 10 月 11 日毛泽东给杨尚昆的信。

本义 中医药学是一个伟大宝库，应当传承并发扬光大。

解读 毛泽东给杨尚昆的信中写道：“中国医药学是一个伟大的宝库，应当努力发掘，加以提高。”中医诞生于原始社会，春秋战国时期中医理论已基本形成，之后历代均有总结发展。除此之外对汉字文化圈国家影响深远，如日本医学、韩国韩医学、朝鲜高丽医学、越南东医学等都是以中医为基础发展起来的。中医承载着中国古代人民同疾病斗争的经验和理论知识，是在古代朴素的唯物论和自发的辩证法思想指导下，通过长期医疗实践逐步形成并发展成的医学理论体系。

中医理论来源于对医疗经验的总结及中国古代的阴阳五行思想。其内容包括精气学说、阴阳五行学说、气血津液、藏象、经络、体质、病因、发病、病机、治则、养生等。早在两千多年前，中医专著《黄帝内经》问世，奠定了中医学的基础。时至今日，中国传统医学相关的理论、诊断法、治疗方法等，均可在此书中找到根源。中医学理论体系是经过长期的临床实践，在唯物论和辩证法思想指导下逐步形成的，它来源于实践，反过来又指导实践。通过对现象的分析，以探求其内在机理。因此，中医学这一独特的理论体系有两个基本特点：一是整体观念，二是辨证论治。中医的基础理论是对人体生命活动和疾病变化规律的理论概括，它主要包括阴阳、五行、气血津液、藏象、经络、运气等学说，以及病因、病机、诊法、辨证、治则治法、预防、养生等内容。

应用 中医药学包含着中华民族几千年的健康养生理念及其实践经验，是中华文明的瑰宝，凝聚着中国人民和中华民族的博大智慧。新中国成立以来，我国中医药事业取得显著成就，为增进人民健康做出了重要贡献。2019年10月25日，全国中医药大会上传达了习近平重要指示，习近平强调，要遵循中医药发展规律，传承精华，守正创新，加快推进中医药现代化、产业化，坚持中西医并重，推动中医药和西医药相互补充、协调发展，推动中医药事业和产业高质量发展，推动中医药走向世界，充分发挥中医药防病治病的独特优势和作用，为建设健康中国、实现中华民族伟大复兴的中国梦贡献力量。

112. 五老上书

出处 《对修订中医学院教学计划的几点意见》

本义 1962 年，于道济、陈慎吾、秦伯未、李重人和任应秋五位中医专家向卫生部提出《对修订中医学院教学计划的几点意见》，就“培养目标问题”“中医课程内容的安排问题”“大力提倡读书（包括背诵）风气，练好基本功”“怎样突破文字关”等方面提出建议。

解读 1962 年 7 月 16 日，北京中医学院于道济、陈慎吾、秦伯未、李重人和任应秋五位老中医针对第一批中医正规大学毕业生所存在的问题，向卫生部党组提出《对修订中医学院教学计划的几点意见》，建议加强中医基本功训练，增加中医古文课时和中医课程比例，补充原著选读等，突出中医主体性。随后，卫生部组织修订教材，在一版基础上增加《金匮要略讲义》等教材共达到 18 部，1963 年出版（二版）。同时大幅增加中医理论、中医经典及传统文化课的课时。二版教材奠定了中医高等院校统编教材的基础，对中医教育产生重大而深远的影响。

从 1956 年首批中医药高等院校诞生以来，中医药教育存在一个很大的问题和难题——院校教育形式使得学生难以真正掌握临床上用的中医药知识与技能。在学校学习理论知识，在医院见习、实习一两年，却发现之前学习的理论知识派不上用场。目前中医药院校课程设置存在的突出问题是结构不合理。中医药课程、西医药课程、公共课程的比例严重失调，一味追求大而全，结果反而适得其反，培养不出教育目标预期的中医药人才。当前院校教育的课程设置必须调整，必须旗帜鲜明地突出中医药特色。应调整中医药高等教育结构和规模，坚持以中医药专业为主体，按照中医药人才成长规律施教，强化中医药基础理论教学和基本实践技能培养。

内求、内证、内省一直是道家、佛家、儒家的修习方法，也是中医药学术产生和发展的重要方法。应当传授内证体悟的理念与方法，重视内证体悟与中医本质的联系，五老上书卫生部时提出的中医教学改革方案中就有开设气功（内证体悟的一种方式）课的提议。原文是："体育活动最好安排太极拳，如有条件，气功课可提前上，使学生在长时期锻炼过程中，既有深刻的体会，又可达到强身保健作用。"自 20 世纪 80 年代以来，已有 10 余所高等中医药院校开设了气功课，为内证体悟方法在现代教育体系中的延续做出了一定的努力。

应用 开展院校教育、师承教育、家传教育三者相结合的中医专业改革试验班，不失为一种有益的探索。应该看到，在社会经济文化多元化发展的今天，中医药教育模式的日益多元化，是中医药发展的历史必然。中医药专业的学生要有深厚的理论功底，早临床、多临床、下基层、做全科，忠诚中医药事业，中医的生命力在临床，提供足够的临床教学基地，培养合格的临床带教医生，努力使学生通过临床实践，增强对中医药疗效与优势的认识，树立发展中医药的信心和投身中医药事业的决心。充分运用书籍、期刊、报纸、电视、电影、广播、网络等各种传播媒介，主动借助讲座、义诊、论坛、沙龙、展览、旅游等诸多宣传途径，准确有效、广泛深入地宣传中医药文化。从专业教育、职业教育逐步兼容、大力补足经典底蕴、原创思维、人文通识、大师引领、跟师学习、学派学脉等内容，并与院校教育相辅相成，为中医药人才培养的毕业后教育、继续教育延伸出新的选择。

在当前中医药发展的重大历史机遇期，全国广大中医药工作者都应进一步增强责任意识，冷静思考，高度重视中医药教育改革创新和中医药人才培养，为人民群众的健康福祉贡献力量。

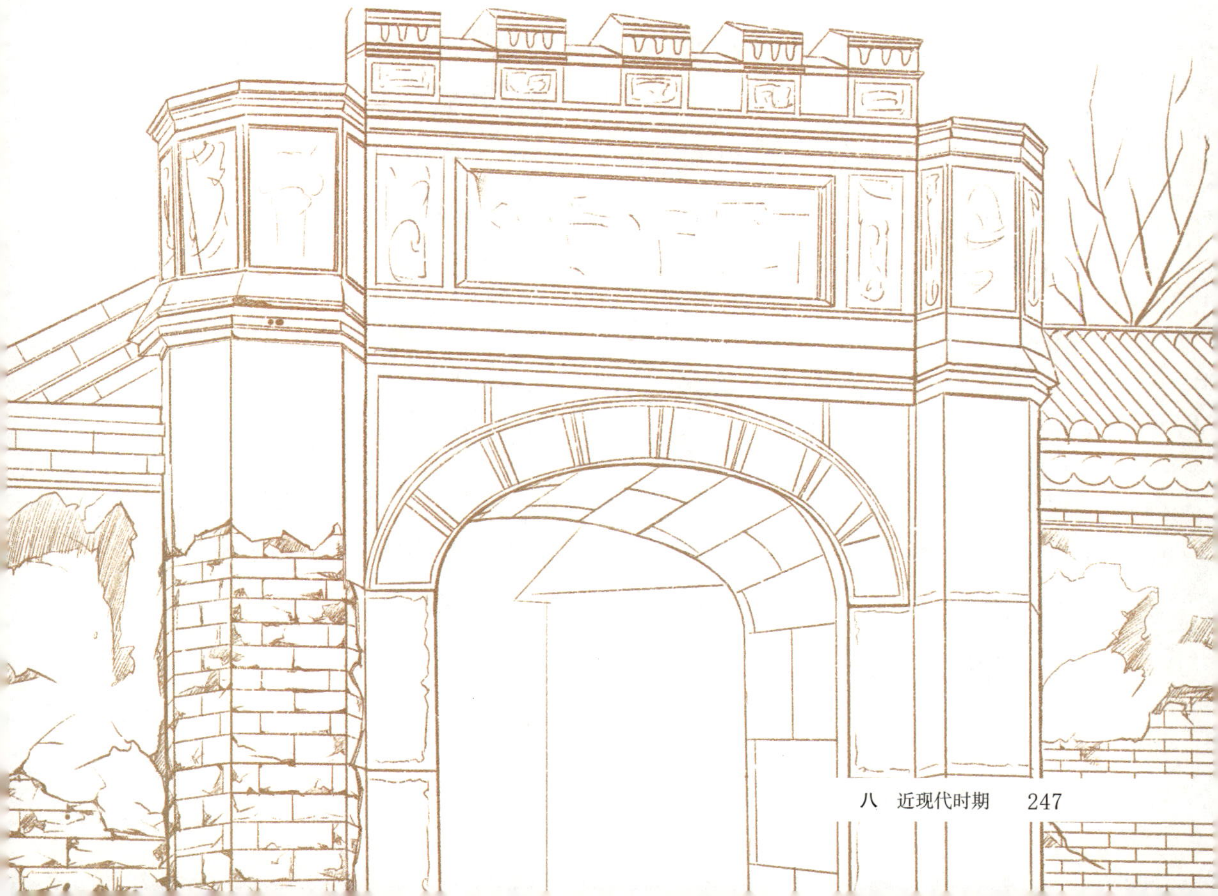

113. 采风访贤

出处 1954 年国家大力贯彻中医以来所采取的政策之一。

本义 指访求贤能之士，集中基层群众的智慧，广泛吸收有益的经验。结合思路和意见，以收获更广大的效益。

解读 “采风”指去民间基层，“访贤”即访求贤能之士，中医药的地域性发展和家族性传承特点，尤其是各地中药品种和使用习惯的不同，决定了民间大量单方、验方和秘方的存在。1954 年后，随着“正确的中医政策”的贯彻落实，中医业者“重获解放”，中医纷纷用献方表达喜悦和感激之情。有组织的采风、访贤始于河北省卫生厅十大中医工作部署，一些省市也同时开展了这类工作。这两项工作最终引起国家的关注，并借由卫生部的推动成为风靡大江南北的群众运动。正式及非正式出版的大量单方、验方、秘方集是这一运动的副产品，部分资料在今天看来仍有价值。由此触发 20 世纪 50 年代后期药用植物研究的热潮，成为“文革”时期“中草药运动”的前奏。“采风访贤”所收集的这些药方是我国历代人民同疾病斗争的经验积累，具有丰富的内容和显著的疗效。“好货出背巷，妙方在民间。”它们的治疗范围极广，其中不少药方能治疗各种疑难病症。

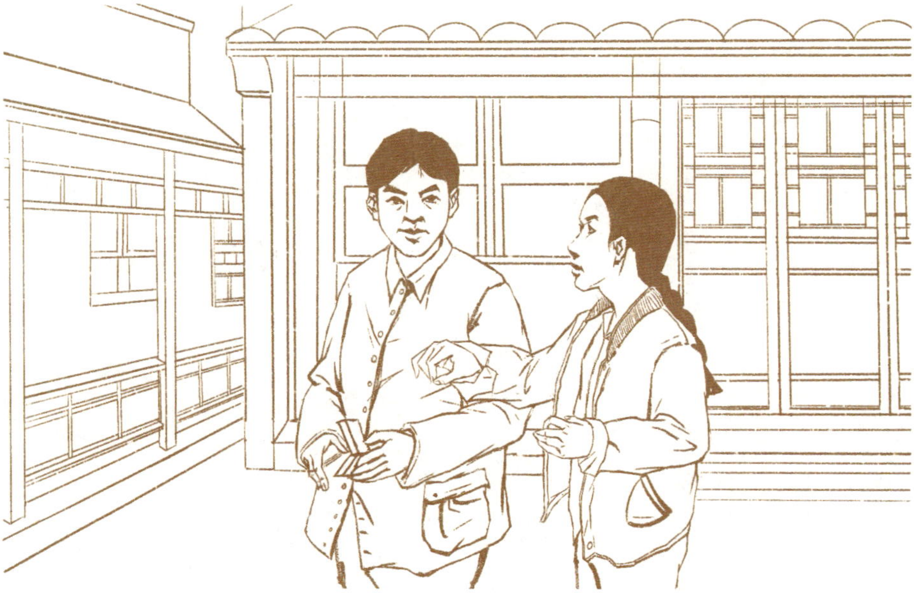

应用 “采风访贤”这一词语虽然在现代生活中并不常使用，但是其所蕴含的礼贤下士及集思广益的优秀品质对于我们每个人来说仍有重要意义。南朝梁沈约的《宋书·刘义恭传》：“礼贤下士，圣人垂训；骄多矜尚，先哲所去。”谦和有礼地对待贤士，是圣人赐给的训导；傲慢自大，是前代圣哲摒弃不取的行为。要积极投身于民间基层去礼贤，集思广益，听取群众的声音，才能有巨大收获。

114. 赤脚医生

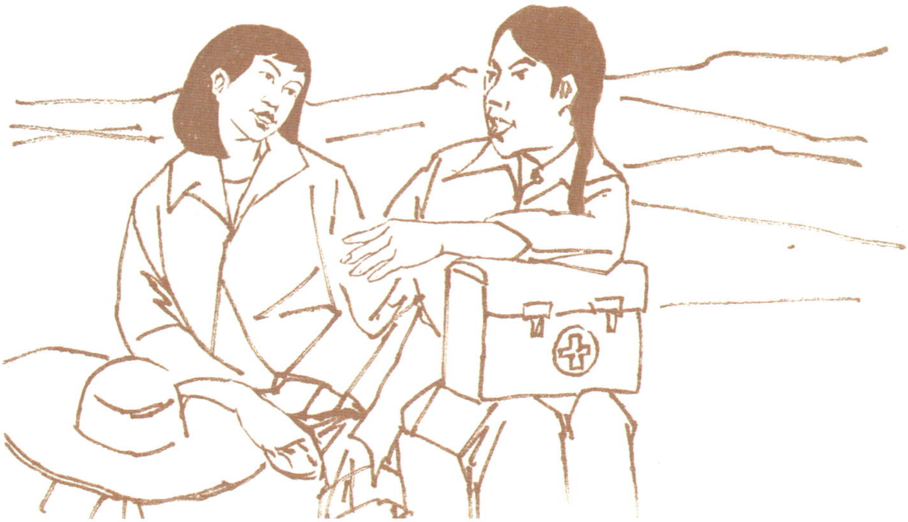

出处 20 世纪 60 年代开始出现的专有名词。

本义 指扎根于基层，无私奉献的医生。

解读 赤脚医生，指经乡村或基层政府批准和指派的有一定医疗知识和能力的医护人员，受当地乡镇卫生院直接领导和医护指导，他们的特点是：亦农亦医，农忙时务农，农闲时行医，或是白天务农，晚上送医送药，农村基层兼职医疗人员。当时来源主要有三部分：一是医学世家；

二是高中毕业且略懂医术病理；三是一些上山下乡的知识青年。1968 年 9 月，当时中国最具有政治影响力的《红旗》杂志发表了一篇题为《从“赤脚医生”的成长看医学教育革命的方向》的文章，1968 年 9 月 14 日，《人民日报》刊载。随后《文汇报》等各大报刊纷纷转载。“赤脚医生”的名称走向了全国。赤脚医生为解决中国一些农村地区缺医少药的燃眉之急做出了积极的贡献，是农民对“半农半医”卫生员的亲切称呼。

应用 “赤脚医生”这一词语指的是常常拎着一个装有几片普通药片、一支针筒、几块纱布和一个听诊器的药箱，走村串户给人看病的大夫。尽管他们生活艰苦，但是仍然尽职尽责，满腔热情地为人民服务。虽然设备简陋，但通过一些简单的科学方法和土法，他们仍能治好一些疑难病症，所以在那个时候，他们是农民心目中最有文化的人之一，被认为是农民生命的守护者，因而备受敬重。无论怎么说，在那个贫穷落后的年代，赤脚医生对人民群众贡献巨大，功不可没。随着社会的进步、科技教育的发展，乡村都建立了医院，医生都规范化了，赤脚医生渐渐地被医科大学的毕业生取而代之了。

115. 守正创新

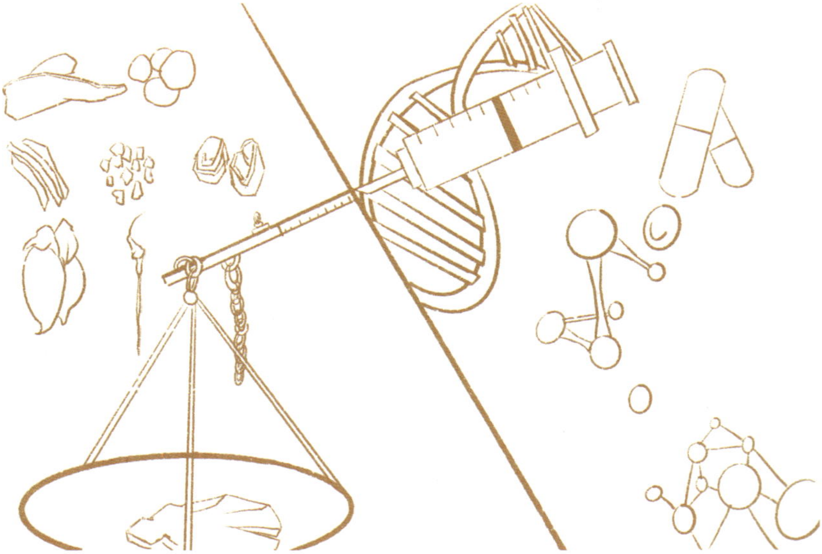

出处 2019 年 10 月 25 日全国中医药大会传达出习近平总书记近日对中医药工作做出的重要指示。

本义 指恪守正道，推陈致新。

解读 “守正”是指恪守正道，胸怀正气，行事正当，追求心正、法正、行正。“创新”是指勇于开拓，善于创造，懂得变通，不断推陈出新。“守正”与“创新”共生互补，辩证统一。“守正”是“创新”的根基，发挥主导；“创新”是“守正”的补充，相辅相成。

应用 习近平总书记强调，要遵循中医药发展规律，传承精华，守正创新。传承是中医药发展的根基，离开传承谈创新，则是无源之水、无本之木。不论是传承，还是创新，都要秉持“守正”的态度与精神，这是决定中医药是否可以传承好、发展好的关键因素。中华文明源远流长，博大精深，是中华民族的血脉和灵魂，中医药的发展离不开中华文明的哺育与熏陶。因此，要传承好先辈流传下来的中医药，首先需要守好中华文明之正。

其次，需要守好中医传统理论之正。中国古人仰则观象于天，俯则观法于地，观鸟兽之文与地之宜，近取诸身，远取诸物，取类比象，在实践经验中领悟奥旨，产生“天人合一”的思想，创造阴阳、五行、藏象、经络等学说，阐明人体复杂的生理、病理，用于指导养生、保健、预防、诊断、治疗等医疗实践，要传承好中医，则必然需要守好中医传统理论之正。

再次，需要守好中医临床思维之正。国医大师熊继柏先生说：“中医的生命力在于中医临床。”临床疗效是中医的第一生命力，中医一旦脱离了临床，就失去了它的生命力。若想在临床中取得较好的疗效，则必然离不开中医临床思维的学习与训练。

最后，需要守好中医人才培养之正。中医药的人才培养具有其固有特点，应遵循中医药的学科特色进行人才的培养，而不可照搬西方医学的培养模式进行简单机械的复制。